Imaginatives Überschreiben

Fortschritte der Psychotherapie
Band 80

Imaginatives Überschreiben

Dr. Laura Seebauer, PD Dr. Gitta Jacob

Laura Seebauer
Gitta Jacob

Imaginatives Überschreiben

hogrefe

Dr. phil. Laura Seebauer, geb. 1982. 2001–2008 Studium der Psychologie in Freiburg. 2008–2014 Wissenschaftliche Mitarbeiterin in der Abteilung für Psychiatrie und Psychotherapie des Universitätsklinikums Freiburg. 2014 Approbation zur Psychologischen Psychotherapeutin (Verhaltenstherapie). 2014–2018 Wissenschaftliche Mitarbeiterin in der Abteilung für Biologische und Differentielle Psychologie an der Universität Freiburg. 2018 Promotion. Seit 2018 niedergelassen in eigener Praxis und Leitung des Freiburg Institutes für Schematherapie (IST-FR).

PD Dr. phil. Gitta Jacob, geb. 1973. 1994–1999 Studium der Psychologie in Würzburg und Freiburg. 2001 Promotion. 2002–2010 klinische und wissenschaftliche Tätigkeit in der Abteilung für Psychiatrie und Psychotherapie des Universitätsklinikums Freiburg. 2003 Approbation zur Psychologischen Psychotherapeutin (Verhaltenstherapie). 2010–2013 wissenschaftliche Mitarbeiterin in der Abteilung Klinische Psychologie und Psychotherapie an der Universität Freiburg. 2012 Habilitation. Seit 2013 leitende Psychotherapeutin bei der GAIA AG Hamburg. Supervisorin für Verhaltenstherapie, zertifizierte Schematherapeutin.

Bibliografische Information der Deutschen Nationalbibliothek
Die Deutsche Nationalbibliothek verzeichnet diese Publikation in der Deutschen Nationalbibliografie; detaillierte bibliografische Daten sind im Internet über http://dnb.dnb.de abrufbar.

Hogrefe Verlag GmbH & Co. KG
Merkelstraße 3
37085 Göttingen
Deutschland
Tel. +49 551 999 50 0
Fax +49 551 999 50 111
info@hogrefe.de
www.hogrefe.de

Satz: Sina-Franziska Mollenhauer, Hogrefe Verlag GmbH & Co. KG, Göttingen
Druck: mediaprint solutions GmbH, Paderborn
Printed in Germany
Auf säurefreiem Papier gedruckt

1. Auflage 2021

(E-Book-ISBN [PDF] 978-3-8409-2821-5; E-Book-ISBN [EPUB] 978-3-8444-2821-6)
ISBN 978-3-8017-2821-2
https://doi.org/10.1026/02821-000

Inhaltsverzeichnis

Einführung

Fallbeispiel: Sebastian W.

Sebastian W. (29) leidet seit seiner Jugend unter Dysthymie. Er kann sich nicht erinnern, als Erwachsener jemals über einen längeren Zeitraum gute Stimmung oder Freude erlebt zu haben. Herr W. lebt sozial weitgehend isoliert, kann sich nur schlecht auf Partnerschaften einlassen und fühlt sich häufig einsam. Ausgehend von dem Gefühl der Einsamkeit lässt die Therapeutin Herrn W. Bilder aus seiner Vergangenheit imaginieren. Dabei steigt in ihm ein Bild kurz nach dem Tod seines Vaters in ihm auf. Er war damals 8 Jahre alt und sein Vater war völlig überraschend bei einem Autounfall verstorben. In dem Bild sitzt der 8-jährige Sebastian im Badezimmer auf dem kalten Fliesenboden, während seine Mutter im Schlafzimmer weint. Der kleine Sebastian fühlt sich völlig einsam, überfordert und traurig. In der Imagination betritt die Therapeutin das Badezimmer. Sie legt Sebastian eine warme Decke um die Schultern, setzt sich zu ihm und spricht ihm Trost zu. Sebastian erlebt das Gefühl von Verbundenheit und ist erleichtert, seine Traurigkeit und die Sorgen um seine Mutter nicht mehr allein aushalten zu müssen. Die Therapeutin begleitet Sebastian zu seiner Mutter und durchbricht so die Isolation, in der sich beide befinden. Sebastian und seine Mutter nehmen sich in den Arm und trauern gemeinsam. Die Übung ist für Herrn W. sehr aufwühlend und emotional. In der darauffolgenden Stunde berichtet er, dass es ihm seit der Übung ein wenig „leichter ums Herz“ sei.

Bearbeitung von belastenden Erinnerungen und Emotionen

Der Arbeit mit negativen Emotionen, die mit biografischen Erlebnissen zusammenhängen, kam in der Psychotherapie schon immer eine besondere Bedeutung zu. Häufig prägen diese Gefühle und inneren Bilder das Denken und Handeln der Patienten[1] auf vielfältigste Weise. Das Imaginative Überschreiben ist eine Technik, die gezielt diese schwierigen Emotionen adressiert und in Verbindung mit erinnerten Bildern aus der Kindheit bringt, die dann imaginativ verändert werden. Ebenso schildern viele Patientinnen belastende, emotional aufgeladene Erinnerungen, die bis in die Gegenwart hineinwirken und über die Technik des Imaginativen Überschreibens gezielt angesprochen werden können. Der Ursprung dieser Technik lässt sich über verschiedene

1 Aus Gründen der Lesbarkeit werden die weibliche und die männliche Form alternierend verwendet.

psychotherapeutische Traditionen schon seit dem Beginn der Psychotherapie zurückverfolgen.

Merke

Imaginative Techniken dienen der Bearbeitung von belastenden Erinnerungen und problematischen Emotionen, die einen biografischen Bezug aufweisen.

Lange Tradition in allen Therapierichtungen

Erste Anwendung fand die Technik des Imaginativen Überschreibens in der Psychotherapie bereits im späten 19. Jahrhundert (Übersicht in Edwards, 2007). Schon der französische Psychiater Pierre Janet, der als Begründer der modernen Psychotherapie gilt, schildert im Jahr 1889 den Fall einer jungen Patientin, bei welcher er das Wiedererleben einer traumatischen Erinnerung und das Verändern belastender Charakteristika des Traumas beschreibt, was die Patientin stark entlastete (Ellenberger, 1970). Andere, eher freie Formen der imaginativen Arbeit mit emotionalen Themen finden sich in verschiedenen Quellen tiefenpsychologischer Literatur (Übersicht in Kast, 2012).

In der Schule der Hypnotherapie wurden ähnliche Prozesse beschrieben. Hypnotherapeutinnen nutzen die Technik im Sinne Janets, allerdings eher, um eine starke emotionale Reaktion hervorzurufen und nicht für aktives Umstrukturieren der Bilder, so wie es heute die Durchführung beim Imaginativen Überschreiben vorsieht (Nichols & Zax, 1977). Allerdings verwendet die Hypnotherapie ebenfalls vielfältige andere Techniken der Imagination, z. B. Vorstellungsübungen zur Reduktion von Schmerzen.

Den größten Einfluss auf die Technik des Imaginativen Überschreibens, wie sie sich in den letzten Jahren in der Verhaltenstherapie etabliert hat, hatte vermutlich die Gestalttherapie. Gestalttherapeuten nutzten von Beginn an systematisch die Arbeit mit frühen, belastenden Erinnerungen. Sie förderten den Ausdruck von Emotionen, Bedürfnissen und unterdrückten Impulsen, die mit den mentalen Bildern verknüpft waren. Sie strukturierten diese Bilder und Erinnerungen ganz im Sinne des Imaginativen Überschreibens um (Ferenczi, 1929). Die Rolle, die dem Therapeuten dabei zukam, bestand darin, mit dem verletzten Kind von damals in der Imagination in Kontakt zu treten, es zu trösten und zu versorgen. Erskine integrierte Techniken der Gestalttherapie in die eher kognitiv orientierte Transaktionsanalyse (Erskine & Moursund, 1988). Neu an diesem Umgang mit belastenden Erinnerungen war, dass die Patientin die Ressourcen von heute nutzen sollte, um die Situation des Kindes von damals zu verändern, was zu Veränderungen auf kognitiver und emotionaler Ebene führte.

Viele Varianten des Imaginativen Überschreibens

In der Verhaltenstherapie wurden imaginative Techniken lange wenig beachtet und die Methoden der Wahl im Umgang mit traumatischen und belastenden Erinnerungen waren die Exposition in sensu (Foa, Chrestman & Gilboa-

Schechtman, 2016) und die systematische Desensibilisierung (Wolpe, 1958). Eine Ausnahme stellt die *Imagery Rehearsal Therapy* zur Behandlung von Alpträumen dar (Krakow, Kellner, Pathak & Lambert, 1995), die im Grunde den gleichen Prinzipien folgt wie das Imaginative Überschreiben. Erst in neuerer Zeit setzten sich alternative Vorgehensweisen durch, die ein Umstrukturieren der belastenden Erinnerung förderten (Heidenreich & Michalak, 2013).

Einbettung der Technik in komplexe Therapieansätze

Schmucker bettete die Technik des Imaginativen Überschreibens in einen eigenen Therapieansatz ein, die *Imagery Rescripting and Reprocessing Therapy* (IRRT; Schmucker & Köster, 2014). Diese zielt vor allem auf die Behandlung der Posttraumatischen Belastungsstörung und anderer Traumafolgestörungen. Die IRRT beinhaltet zunächst ein Wiedererleben des Traumas in sensu, bei dem insbesondere die „heißen" Emotionen der schlimmsten Trauma-Momente aktiviert werden sollen. In zwei weiteren Phasen der IRRT wird der „Täter" konfrontiert und entmachtet und das traumatisierte Kind vom erwachsenen Patienten versorgt und getröstet. Die Übung zielt maßgeblich auf das Wiedererlangen von Selbstwirksamkeit und Kontrolle beim Patienten.

Young beschrieb in seiner *Schematherapie* das Imaginative Überschreiben als eine Technik, die es ermöglicht, bestimmte dysfunktionale Schemata systematisch zu aktivieren und zu verändern (Young, Klosko & Weishaar, 2003). Die Haltung der Therapeutin gegenüber dem Patienten ähnelt der eines guten Elternteils gegenüber seinem Kind. Die elterliche Fürsorge kann mithilfe von Imaginationsarbeit stattfinden. Das Vorgehen beim Imaginativen Überschreiben zeichnet sich in der Schematherapie dadurch aus, dass die Therapeutin die Erinnerung des Patienten betritt, die Bedürfnisse des Kindes adressiert und hilft, diese zu erfüllen. Zu einem späteren Zeitpunkt übernimmt diese Aufgabe der erwachsene Patient selbst. Als Ziele des Imaginativen Überschreibens benennt Young die Überwindung von Vermeidung sowie die Loslösung von blockierten Affekten, die Verteidigung des Patienten gegen dysfunktionale innere Anteile (z. B. strafende Anteile) und die Vermittlung von Trost und Fürsorge durch die Therapeutin und den erwachsenen Patienten.

1 Beschreibung der Methode

1.1 Bezeichnung

Der Begriff *Imaginatives Überschreiben* hat sich in Therapie und Forschung durchgesetzt

Historisch lassen sich verschiedene Begriffe für die therapeutische Technik finden, die wir heute als Imaginatives Überschreiben bezeichnen. So spricht etwa Janet von *imagery substitution,* wenn er über die Veränderung von Erinnerungen berichtet (Ellenberger, 1970). Die Transaktionsanalytischen Therapeuten Erskine und Moursund (1988) verwenden später den Begriff *script formation* für die (imaginative) Veränderung von zugrunde liegenden Verhaltens- und Erlebensmustern. In psychodynamischen Ansätzen besitzt die Methode des *Katathymen Bilderlebens* eine hohe Überschneidung (Leuner, 2005). Im Bereich der wissenschaftlichen Psychotherapie hat sich heute für Methoden des imaginativen Umstrukturierens von mentalen Bildern und Erinnerungen im englischen Sprachraum der Begriff *Imagery Rescripting* (dt. *Imaginatives Überschreiben*) durchgesetzt (Arntz, 2011).

1.2 Darstellung

Beim Imaginativen Überschreiben handelt es sich um eine Methode zur Reduktion von negativen Gefühlen, die mutmaßlich mit biografischen Erlebnissen in Zusammenhang stehen. Ausgehend vom aktuellen problematischen Gefühl werden Erinnerungsbilder aktiviert und bearbeitet. Dabei können sowohl traumatische Erinnerungen im engeren Sinne als auch andere belastende Erlebnisse, die nicht als Trauma klassifiziert werden können, im Fokus stehen. Eine häufige Anwendung ist die Arbeit mit Erinnerungen an körperlichen oder sexuellen Missbrauch in der Kindheit. Ebenso können aber auch negative interpersonelle Erinnerungen behandelt werden, die eher mit Begriffen wie Vernachlässigung, emotionaler Missbrauch oder emotionale Deprivation beschrieben werden können. Zudem ist auch die Arbeit mit Erinnerungen an Typ-I-Traumata, also umschriebene einmalige Erlebnisse, die nicht in der Kindheit passiert sind, möglich. Dazu können beispielsweise Erinnerungen an Unfälle, Überfälle oder andere schockierende Erfahrungen gehören.

Beim Imaginativen Überschreiben werden negative mentale Bilder aktiviert und in der Vorstellung verändert

Beim Imaginativen Überschreiben werden die negativen mentalen Bilder aktiviert und im Anschluss so verändert, dass sich ihre emotionale Qualität und ihre kognitive Bedeutung in die gewünschte Richtung verändert. Der Zugriff auf das Erinnerungsbild erfolgt meist mithilfe einer Affektbrücke, also einer spontanen Assoziation zwischen einer aktuellen Emotion mit einem Erinnerungsbild (Arntz & Weertman, 1999; Hackmann, Bennett-Levy & Holmes, 2012). Die Veränderung des Erinnerungsbildes erfolgt beim Imaginativen Überschreiben so, dass zentrale Bedürfnisse, z. B. nach Sicherheit, Akzeptanz und Geborgenheit, erfüllt werden (Arntz, 2012). Um das mentale Bild so zu verändern, wird gerade bei Erinnerungen, in denen die Patientin selbst ein Kind ist, häufig eine Helferfigur eingesetzt. Diese kann entweder die Patientin selbst als Erwachsene, der Therapeut oder eine andere reale oder imaginierte Figur sein. Neben der Veränderung von dysfunktionalen Grundannahmen zielt die Technik auch und vor allem auf die Veränderung des emotionalen Erlebens. Daher ist es zentral, dass während der Übung durch das veränderte Bild positive Gefühle und eine Befriedigung der eigenen Bedürfnisse erlebt werden.

Häufig wird Helferfigur eingesetzt

Merke

Imaginatives Überschreiben ist eine Technik zur Bearbeitung von belastenden Emotionen über assoziierte mentale Bilder und Erinnerungen, die in der Psychotherapie eine lange Tradition hat. Dabei werden Erinnerungen oder belastende mentale Bilder in der Vorstellung aktiviert und anschließend so verändert, dass die emotionale Qualität der Bilder in positiver Richtung verändert und zentrale Bedürfnisse der Person erfüllt werden.

In der Literatur lassen sich verschiedene Varianten des Imaginativen Überschreibens finden. Einige Autoren regen an, die veränderte Erinnerung mehrmals zu imaginieren (Arntz & Weertman, 1999). Dabei wird das gleiche Erinnerungsbild zunächst aus der Perspektive des Kindes, dann aus der Perspektive des erwachsenen Ichs und schließlich erneut aus der Perspektive des Kindes erlebt. Anderen Autorinnen erscheint es zentral, die negative Erinnerung zunächst so zu erinnern, wie sie tatsächlich passiert ist, im Sinne einer Exposition in sensu, bevor im nächsten Durchgang die Erinnerung entsprechend den Bedürfnissen des Kindes imaginiert wird (Schmucker & Köster, 2014). Nach unserer Erfahrung sind verschiedene Vorgehensweisen ähnlich wirksam, sofern die – im Grunde immer gleichen – emotionalen Prozesse aktiviert werden. Daher wird in diesem Buch das technisch verhältnismäßig einfache einphasige Vorgehen vorgestellt, in welchem die Erinnerung weitgehend aus der Perspektive des Kindes erlebt und ohne mehrfache Wiederholungen oder gezielte Perspektivwechsel direkt überschrieben wird. Dieses Vorgehen hat sich in der klinischen Praxis als äußerst praktikabel und wirksam erwiesen. Zudem ist es sehr leicht zu erlernen, und Therapeuten können es schon nach kurzer Übungszeit effektiv anwenden.

Wichtig ist der emotionale Prozess

2 Theorie – Wirkhypothesen

Das Imaginative Überscheiben ist eine Behandlungstechnik, mit deren Hilfe negative mentale Bilder direkt adressiert und die assoziierten, negativen Emotionen verändert werden können. Damit stellt Imaginatives Überschreiben wie andere emotionsfokussierte Techniken eine wichtige Ergänzung zu kognitiven Techniken dar, welche vorwiegend auf die Veränderung negativer Gedanken abzielen.

Kognitive Techniken verändern die inhaltliche Bedeutung von negativen Grundannahmen oder negativen selbstbezogenen Bildern. So wird eine negative Grundüberzeugung wie z. B. „Ich bin eine Versagerin" im Rahmen einer kognitiven Umstrukturierung hinterfragt und durch Gegenevidenz widerlegt (z. B. „Ich habe in meinem Leben vieles erreicht und immer mein Bestes gegeben").

Emotionsfokussierte Technik

Das Imaginative Überschreiben zielt hingegen auf das emotionale negative selbstbezogene Erleben. So lässt sich das Erleben von Versagen, das sich in der o.g. Grundüberzeugung spiegelt, beispielsweise über Erinnerungsbilder auslösen, in denen die Patientin von den Eltern harsche Kritik oder Zurückweisung erlebt, weil sie in einer Leistungssituation nicht hervorragend abgeschnitten hat. Das Korrigieren des Erlebens erfolgt entsprechend nicht kognitiv, sondern über das Medium des mentalen Bildes, z. B. indem das Kind von einem Ersatz-Elternteil in den Arm genommen und gelobt wird.

Wirkmechanismen ungeklärt

Bislang kann der Wirkmechanismus des Imaginativen Überschreibens nicht als geklärt gelten. Es gibt verschiedene Mechanismen, die im Zusammenhang mit dieser Frage diskutiert werden. Diese werden im Folgenden dargestellt. Allerdings ist keine dieser Hypothesen bisher ausreichend wissenschaftlich geprüft. Nur wenige experimentelle Studien haben bisher gezielt theoretische Annahmen zum Imaginativen Überschreiben geprüft. Die diskutierten Hypothesen ergeben sich eher aus allgemeinen Überlegungen dazu, welche Prozesse in der Psychotherapie für wirksam gehalten werden (Arntz, 2012). Im Folgenden werden die wesentlichen Hypothesen übersichtshaft dargestellt und diskutiert.

2.1 Um- bzw. Neukonditionierung

Löschung als Wirkmechanismus

Eine Wirkhypothese für Imaginatives Überschreiben besagt, dass durch die Technik eine Umkonditionierung einer aktuellen Emotion mit der aversiven Erinnerung (unkonditionierter Stimulus, UCS) stattfindet. Nach dieser Hypothese erinnert eine aktuelle Situation den Patienten aufgrund bestimmter

Stimulusmerkmale an frühere negative Erfahrungen und löst dadurch aversive Gefühle aus. Diese früheren negativen Erfahrungen werden durch die Affektbrücke aktiviert und durch das Überschreiben verändert. In der Folge löst die aktuelle, an sich neutrale Situation die problematische Reaktion nicht mehr aus, weil die Assoziation gelöscht oder verändert wurde. Hintergrund dieser Annahme ist, dass in fMRI-Studien vielfach gezeigt werden konnte, dass die Vorstellung bestimmter Ereignisse oder Handlungen vergleichbare physiologische Reaktionen und Gehirnaktivierungen auslöst wie die entsprechenden realen Ereignisse oder Handlungen. Demnach kann die Assoziation zwischen dem neutralen Alltagsreiz und der Erinnerung auch durch Arbeit in der Vorstellung gelöscht werden.

In einer experimentellen Studie, die zum Ziel hatte, diese Hypothese zu prüfen, konnte gezeigt werden, dass nach Imaginativem Überschreiben kombiniert mit Löschung des UCS die Angstreaktion auf den Stimulus langsamer zurückkehrte. Das kann vorsichtig als positives Signal für die Hypothese der Umkonditionierung interpretiert werden (Dibbets, Poort & Arntz, 2011).

2.2 Veränderung von Grundüberzeugungen

Inkompatible Informationen verändern Grundüberzeugungen

Ein weiterer Mechanismus, der in der klinischen Literatur diskutiert wird, bezieht sich darauf, dass durch diese Technik implizit auch negative Grundüberzeugungen verändert werden. Beim Imaginativen Überschreiben werden Bilder generiert, die mit negativen Grundüberzeugungen inkompatibel sind. Mit dem Bild selbst wird auch seine Bedeutung verändert. Der Patient erhält so korrektive Informationen, die belastende Grundüberzeugungen infrage stellen. Dies kann eine langfristige kognitive und emotionale Veränderung anstoßen und dysfunktionale Grundüberzeugungen modifizieren.

So leidet beispielsweise ein Opfer von sexuellem Missbrauch in der Kindheit unter der Grundüberzeugung: „Es war meine Schuld." Beim Imaginativen Überschreiben wird diese Grundüberzeugung aktiviert und auf kindlichem Niveau adressiert. Die Helferperson erklärt dem Kind, dass es keine Schuld an der Situation trägt. Stattdessen wird der Täter angeklagt und schuldig gesprochen. So werden die emotionalen Implikationen der Grundüberzeugung angesprochen, aber natürlich auch die Grundannahme selbst (Hackmann, Bennett-Levy & Holmes, 2012).

Negative Gedanken werden durch Imagination verändert

Diese Erklärungshypothese erscheint plausibel, da Emotion und Kognition im alltäglichen Erleben in der Regel nicht getrennt sind. Die Vertreterinnen und Vertreter kognitiver Techniken betonen deren Wert für die Veränderung des emotionalen Erlebens. Insofern wäre es verwunderlich, wenn emotionsfokussierte Techniken nicht auch die dazugehörigen Kognitionen verändern würden. Verschiedene Studien konnten nachweisen, dass negative automatische Gedanken leichter verändert werden können, wenn Imagination involviert ist. Eine experimentelle Studie fand heraus, dass Imaginatives Überschreiben, ebenso wie Exposition, dazu führte, dass Probanden eine Woche später eine bessere faktische Erinnerung an die traumatische Situation hatten als Probanden in einer Kontrollbedingung (Hagenaars & Arntz, 2012). Imaginatives Überschreiben führte also nicht dazu, dass die ursprüngliche Erinnerung von einer alternativen Repräsentation ersetzt wurde. Im Gegenteil wurde die Erinnerung an die traumatische Situation durch Imaginatives Überscheiben verbessert. Dies spricht für die Hypothese, dass durch das Imaginative Überschreiben vor allem die Bedeutung der belastenden Erinnerung verändert wird.

2.3 Beziehung

Bedürfnisbefriedigung und positive Bindungserfahrung

Ein weiterer diskutierter Wirkmechanismus des Imaginativen Überschreibens besteht darin, dass dieses der Patientin ein Erleben und Klären von Emotionen im sicheren therapeutischen Kontext ermöglicht. Es ist immer wieder eindrücklich zu beobachten, dass Patientinnen, obwohl sie sich im Klaren darüber sind, dass die überschriebene Erinnerung nicht den realen Begebenheiten entspricht, eine unmittelbare emotionale Befriedigung ihrer Bedürfnisse während der Übung erleben. Dies kann grundsätzlich selbstwertstärkend wirken und damit auch eine angemessenere Wahrnehmung und Regulation eigener Gefühle und Bedürfnisse zur Folge haben. Darüber hinaus macht der Patient beim Imaginativen Überschreiben eine positive Bindungserfahrung. Er erfährt Unterstützung durch die Therapeutin oder eine andere Helferfigur und erlebt somit ein Modell für gesundes Handeln.

Klinische Erfahrungen deuten darauf hin, dass Patienten beim Imaginativen Überschreiben manchmal Fantasien ausleben, die sie bereits in Form von Tagträumen zigfach durchlebt haben, ohne dass dies zu einer Veränderung der beim Imaginativen Überschreiben fokussierten problematischen Emotionen geführt hätte. Das begleitete und unterstützte Erleben derselben Fantasie beim Imaginativen Überschreiben hingegen scheint nachhaltig zu helfen. Auch das scheint dafür zu sprechen, dass die therapeutische Beziehung bei dieser Technik eine wichtige Rolle spielt.

2.4 Aufbau positiver Emotionen

„Broaden-and-build"-Theorie

Generell werden beim Imaginativen Überscheiben positive Emotionen aufgebaut. Im Rahmen von ressourcenorientierten therapeutischen Ansätzen wird davon ausgegangen, dass positive Emotionen das Handlungsrepertoire erweitern, dem Individuum so positive Erfahrungen ermöglichen und dadurch den Aufbau von Ressourcen stärken (Fredrickson, 2001).

Positive Emotionen können eine Aufwärtsspirale aus erweiterten Coping-Strategien und einer weiteren Verbesserung der Stimmung induzieren. Ob Imaginatives Überschreiben tatsächlich langfristig positive Auswirkungen auf Coping-Verhalten hat, muss jedoch weiter untersucht werden.

2.5 Exposition

Imaginatives Überschreiben durchbricht Emotionsvermeidung

Eine weitere Hypothese für die Wirksamkeit ergibt sich aus dem Konfrontationscharakter der Übung. Beim Imaginativen Überschreiben werden mutmaßlich ähnliche Mechanismen aktiv, die auch bei der Exposition in sensu wirken. Zum einen wird die Auseinandersetzung mit negativen oder traumatischen Erinnerungen häufig im Sinne von Emotionsvermeidung umgangen. Die Arbeit mit Imaginativem Überschreiben unterbindet dieses Vermeidungsverhalten und schafft so Raum für eine funktionale Emotionsregulation am Beispiel einer kontrollierten Auseinandersetzung mit der Erinnerung. Die Patientin erlebt dabei, dass die Beschäftigung mit dem mentalen Bild nicht zum Kontrollverlust führt, und habituiert in der Konfrontation mit dem mentalen Bild oder der Erinnerung (Foa et al., 2016). Darüber hinaus werden beim Imaginativen Überschreiben fragmentierte mentale Bilder oder Erinnerungen wieder in einen Zusammenhang gebracht. Im besten Fall entsteht daraus ein kohärentes Narrativ einer belastenden Erinnerung, in das auch korrektive Informationen einfließen.

3 Diagnostik und Indikation

Beim Imaginativen Überschreiben handelt es sich um eine erlebnisorientierte Behandlungstechnik, die transdiagnostisch eingesetzt werden kann. Sie eignet sich besonders für psychische Störungen, bei denen die Lebensführung durch das Erleben von intensiven negativen Emotionen beeinträchtigt wird. Die Technik ist gut geeignet für emotionale Probleme, bei denen ein Bezug zu biografischen (Schlüssel-)Erlebnissen plausibel ist, und bei Patientinnen und Patienten, die unter negativen mentalen Bildern und Erinnerungen leiden.

Emotionale Probleme mit Bezug zur Biografie

Viele psychische Störungen sind durch das Erleben intensiver, negativer Emotionen gekennzeichnet, welche häufig mit belastenden mentalen Bildern verknüpft sind. Dabei kann es sich um negative oder traumatische Erinnerungen handeln, jedoch beispielsweise auch um Alpträume oder negative Fantasiebilder. Zahlreiche Studien konnten das Vorhandensein störungsübergreifender und störungsspezifischer negativer mentaler Bilder nachweisen. Die folgende Liste gibt ohne Anspruch auf Vollständigkeit einen Überblick über bisherige Erkenntnisse über das Vorkommen negativer mentaler Bilder bei psychischen Störungen (vgl. Hackmann et al., 2012, S. 47–50) sowie typische biografische Situationen, die dazu im Rahmen von Affektbrücken assoziiert werden.

Negative mentale Bilder bei psychischen Störungen

- Die *Posttraumatische Belastungsstörung* (PTSD) ist das Paradebeispiel für eine Störung, die mit negativen mentalen Bildern einhergeht. Die belastenden aktuellen Bilder sind unmittelbar auch Erinnerungen an das störungsbegründende Trauma (z. B. in Form von Intrusionen oder Alpträumen). Inhalte sind per definitionem Bedrohungen für das physische oder psychische Selbst (z. B. Ehlers et al., 2002).
- Negative mentale Bilder bei *Depressionen* beinhalten häufig Szenen von Versagen oder sozialer Zurückweisung, emotional beteiligt sein können Schuld, Scham, Trauer oder Ängste. Assoziierte biografische Erinnerungen spiegeln häufig diese Bildinhalte wider.
- Ebenfalls typisch insbesondere bei *Bipolarer Störung* sind sogenannte „Flash-Forwards" zu künftigem Suizid (z. B. Holmes, Crane, Fennell & Williams, 2007).
- Bei der *Sozialen Phobie* kreisen typische belastende aktuelle mentale Bilder um Situationen, in denen man sich lächerlich oder peinlich benimmt (Hackmann, Clark & McManus, 2000). Assoziierte Erinnerungen aus Affektbrücken sind häufig Situationen mit den Themen sozialer Zurückweisung, Ausschluss, Mobbing oder Bloßstellung.
- Menschen mit *Essstörungen* erleben mentale Bilder von Lebensmitteln als belastender. Auch werden hier häufiger Bilder von sozialem Ausschluss oder Zurückweisung erlebt, welche bei Patientinnen und Patienten mit Binge-Eating-Störung auch das Bedürfnis zu essen auslösen (Dugué, Keller, Tuschen-Caffier & Jacob, 2016).
- Bei der *Zwangsstörung* mit Zwangshandlungen kreisen aktuelle Bilder oft um die Furcht davor, sich anzustecken oder Schaden anzurichten (z. B. Speckens, Hackmann, Ehlers & Cuthbert, 2007). Erfahrungsgemäß können Erinnerungsbilder, die im Rahmen einer Affektbrücke entstehen, bei dieser Störung recht heterogen sein und Situationen von Gefahr und Schaden ebenso abbilden wie beispielsweise Trauer- oder Überforderungssituationen.
- Bei *Psychosen* sind die Inhalte von wahnbezogenen Bildern und manchmal auch von Halluzinationen in der Regel assoziiert mit Bedrohung und Verfolgung. Häufig finden sich auch damit assoziierte Kindheitserinnerungen mit Inhalten wie Gewalt oder Bedrohung (Morrison, 2004).
- Bei der *Borderline-Persönlichkeitsstörung* kreisen negative mentale Bilder viel um die Themen des Verlassenwerdens und der Bedrohung.

Bei vielen Problemen werden mentale Bilder auch im Zusammenhang mit der Funktionalität des Symptomverhaltens deutlich. So berichten Menschen mit der Diagnose *Alkoholabhängigkeit* ebenfalls von belastenden Bildern von sozialer Zurückweisung, die dann zu Craving und nachfolgendem Alkoholkonsum führen können.

Belastende Emotionen und mentale Bilder aktiv erfragen

Zur Indikationsstellung für Imaginatives Überschreiben gehört eine sorgfältige Anamnese von aktuell belastenden Emotionen und ggfs. damit zusammenhängenden mentalen Bildern. Zudem ist es wichtig, relevante biografische Erinnerungen zu erfassen, die im Zusammenhang mit dem aktuellen negativen emotionalen Erleben stehen. Häufig benennen Patienten die belastenden negativen Emotionen und dazugehörige mentale Bilder erst, wenn sie vom Therapeuten explizit danach gefragt werden. Generell werden negative Gefühle und Vorstellung oft stark vermieden, da sie als unkontrollierbar und aversiv erlebt werden.

Anamnese belastender Emotionen und damit assoziierter mentaler Bilder und Erinnerungen

Hier finden sich einige Beispielfragen für das klinische Interview:

- Sie berichten, dass xyz Sie belastet. Wenn Sie daran denken, welche Gefühle erleben Sie?
- Sie berichten, dass xyz Ihnen schwerfällt und Sie Situationen vermeiden, die damit zusammenhängen. Ich möchte Sie einmal bitten, sich vorzustellen, Sie würden eine solche Situation doch aufsuchen. Wie fühlt sich das in Ihrer Vorstellung für Sie an?
- Haben Sie Erinnerungen an Situationen, in denen Sie sich schon einmal so gefühlt haben?
- Gehört zu diesem Gedanken auch ein Bild, welches Sie vor Ihrem inneren Auge erleben? Oder eine Erinnerung?
- Wie fühlt sich Ihr Körper in diesen Situationen an?/Gehört ein bestimmtes Körperbild zu diesem Gefühl?
- Gibt es Dinge, die Sie in Ihrer Vorstellung sehen, hören oder fühlen, die für Sie belastend sind?

Sensorische Qualität der mentalen Bilder explorieren

Sind passende emotional negativ aufgeladene Situationen identifiziert, z. B. die Erwartung einer demütigenden Situation, unterstützt die Therapeutin den Patienten dabei, sich näher auf die damit verbundenen Fantasien einzulassen, um alle zugehörigen sensorischen Qualitäten zu erfassen. Dazu kann z. B. auch das körperliche Erleben gehören, wie das Blut in den Kopf schießt und dieser ganz heiß wird oder wie das Lachen der umstehenden Leute in den Ohren klingt. Hier gilt ebenfalls, dass Patienten häufig erst dann Auskünfte über diese mentalen Bilder geben, wenn sie explizit von der Therapeutin danach gefragt werden. Ebenso sind häufig Bedeutungen an diese mentalen Bilder gekoppelt, wie „Ich werde diesen Moment nicht durchstehen“ oder „Ich bin peinlich und dumm“. Zusammenhänge zwischen aktueller Belastung und zugrunde liegenden Erinnerungen und der Biografie von Patienten können mithilfe von diagnostischen Affektbrücken hergestellt werden (vgl. auch Kapitel 4.2.4).

3.1 Indikation

Im Sinne der oben beschriebenen Komplementarität von kognitiven und emotionsfokussierten Techniken sehen wir die stärkste Indikation für Imaginatives Überschreiben in der Schilderung des Patienten in Verbindung mit einem plausiblen biografischen Hintergrund. Das heißt,

1. die Patientin beschreibt, dass sie wider besseres Wissen unangemessene negative selbstbezogene Gefühle erlebt („Ich weiß, dass ich mich nicht zu schämen brauche, aber ich fühle einfach trotzdem so").

Negative Emotionen mit biografischem Bezug

2. Zusätzlich lässt sich aus der Biografie der Patientin ableiten, dass dieses Erleben einen lebensgeschichtlichen Hintergrund haben kann, der zumindest ein gewisses Maß an Plausibilität besitzt.

Dabei ist zu beachten, dass Imaginatives Überschreiben umso mehr zu empfehlen ist, je weniger die problematischen Gefühle die tatsächliche Lebenssituation spiegeln. Das bedeutet z. B., die Patientin fühlt sich als Versagerin in einer Situation, der sie objektiv völlig gewachsen ist. Oder der Patient befürchtet Ablehnung durch Kollegen, die ihm eindeutig ihre Sympathie zeigen. Stehen reine Ängste im Vordergrund (insb. Panikattacken, Agoraphobien und einfache Phobien), ist Imaginatives Überschreiben weniger indiziert, stattdessen sollte Expositionstherapie angewendet werden. Die folgende Auflistung gibt einige typische Indikationsbeispiele.

- Der Patient hat intensive Angst davor, sich in herausfordernde soziale Situationen zu begeben (z. B. Vorstellungsgespräch, Verabredung), obwohl er diese von seiner Kompetenz her gut bewältigen könnte. Plausibler biografischer Hintergrund ist Mobbing in der Jugend.
- Die Patientin fühlt sich allein, verlassen, einsam oder nicht unterstützt, obwohl sie in Beziehungen lebt, in denen sie sich normalerweise unterstützt und wertgeschätzt fühlen sollte. Plausibler biografischer Hintergrund sind häufige Situationen von Isolation in der Kindheit.
- Der Patient schämt sich oder fühlt sich schuldig, weil er völlig angemessene Forderungen stellt (z. B. schämt er sich dafür, einen Handwerker auf einen Fehler hinzuweisen, obwohl der Hinweis völlig berechtigt ist). Plausibler biografischer Hintergrund sind massive Abwertungen oder Gewalterfahrungen in der Kindheit.
- Die Patientin fühlt sich schlecht, depressiv oder angespannt, wenn der Todestag ihrer Mutter naht. Sie kann die Gefühle schlecht benennen, aber der biografische Zusammenhang mit dem Tod der Mutter scheint aufgrund des kalendarischen Auftretens offensichtlich.

In der klinischen Praxis kann die Wirksamkeit des Imaginativen Überschreibens durch den Verlauf der problematischen Emotionen und assoziierten Verhaltensweisen im Anschluss an die Durchführung der Technik geprüft werden. Im positiven Fall lösen die aktuell problematischen Situationen die entsprechenden Emotionen nicht mehr oder nicht mehr so stark aus, nachdem mit Imaginativem Überschreiben gearbeitet wurde. Idealerweise generalisiert das veränderte Erleben auch auf andere, strukturell-emotional ähnliche Situationen.

3.2 Kontraindikation

Da Imaginatives Überschreiben eine transdiagnostische Technik darstellt und die Indikation eher über das Vorhandensein einer bestimmten Problemkonstellation als über eine Diagnose gestellt wird, fokussieren wir uns auch in der Diskussion der Kontraindikationen auf diese Ebene. Sicherlich sollte jedoch von Imaginativem Überschreiben abgesehen werden, wenn ein Patient akut psychotisch ist, durch Substanzkonsum akut intoxikiert ist oder wenn er zu starker Dissoziation während der Übung neigt. Zudem wird die Durchführung und Wirksamkeit der Technik in der Regel beeinträchtigt sein, wenn eine Patientin stark histrionisch erscheint, also in ihrer Emotionalität oberflächlich und dramatisch auftritt und rasch die Themen wechselt. Auch eine geminderte Intelligenz wird möglicherweise dazu führen, dass die Übung ihre Wirkung nicht voll entfalten kann. Wie generell in der Psychotherapie ist ein gewisses Maß an Introspektionsfähigkeit und Reflexionsfähigkeit für den Einsatz dieser Technik hilfreich. Allgemeine ungünstige prognostische Faktoren wie beispielsweise mehrere erfolglose Vorbehandlungen und eine hohe Chronifizierung der Symptomatik wirken sich auch beim Imaginativen Überschreiben negativ auf die Prognose aus.

Prognostisch ungünstige Faktoren

Wichtig ist zudem, dass Imaginatives Überschreiben nicht indiziert ist, wenn die vom Patienten vorgetragenen problematischen Emotionen mit der Realität korrespondieren. In solchen Situationen ist die direkte Arbeit an der Lösung der Probleme eher zielführend! Auch das Fehlen eines plausiblen biografischen Zusammenhangs spricht gegen diese Technik. Im Folgenden werden einige Beispiele genannt, die diese Fälle illustrieren:

Kontraindikation ist das Fehlen eines biografischen Bezuges

- Die Patientin fühlt sich allein und verlassen. Tatsächlich lebt sie sehr isoliert und hat kaum soziale Kontakte. Ihre Biografie war relativ unauffällig.
- Der Patient hat Angst vor der Zukunft, grübelt deshalb viel und kann nicht schlafen. Seit 7 Jahren hat er keine Steuererklärung gemacht, das Finanzamt ist ihm zu Recht auf den Fersen, und er bringt nicht die Disziplin auf, sich um diese verfahrene Angelegenheit zu kümmern.
- Die Patientin ist frustriert und ängstlich mit Bezug auf ihre berufliche Zukunft. Sie hat mit „Ach und Krach“ eine Lehre als Einzelhandelskauffrau

im Unternehmen ihres Vaters geschafft. Da sie diesen Job jedoch zu schlecht bezahlt findet, bewirbt sie sich auf Stellen als Projektmanager und Geschäftsführerin, kassiert hier jedoch nur Absagen. Das löst die negativen Gefühle in ihr aus.

- Die sehr seltsam wirkende Patientin beschreibt diffuse Gefühle von „sich auflösen“ mit merkwürdigen körperlichen Sensationen und großer Anspannung, ihre Kindheit beschreibt sie als unproblematisch; dieses komische Gefühl kenne sie „schon immer“.

3.3 Einbettung in die Gesamtbehandlung bzw. das Setting

Imaginatives Überschreiben ist eine sehr flexible Technik, die sich prinzipiell in verschiedenen Settings durchführen und nach Wunsch in den Gesamtbehandlungsplan einbetten lässt. Typisch für die Verhaltenstherapie wäre die Verwendung als eine Technik unter mehreren im Rahmen eines Gesamtbehandlungsplans, der im Fallkonzept spezifiziert ist. Selbstverständlich ist diese Technik auch für den stationären Kontext geeignet.

Durchführung im Einzelsetting

Es ist jedoch auch möglich, eine Behandlung nur auf Imaginatives Überschreiben aufzubauen, insbesondere wenn die Problembeschreibung klar umrissen ist und den unter Indikation beschriebenen Kriterien genügt. In der Selbsterfahrung oder in Coaching-Situationen lassen sich gelegentlich solche Therapieanliegen finden.

Auch in der Gruppe anwendbar

In der Regel wird Imaginatives Überschreiben im Einzelsetting durchgeführt. Es ist jedoch auch im Gruppensetting möglich, ggfs. mit angepasstem Vorgehen. So kann in der Gruppe natürlich Imaginatives Überschreiben mit einer einzelnen Patientin nach dem Standard-Rational durchgeführt werden. Nach der Übung geben die anderen Gruppenmitglieder Feedback, oft auch emotionale Unterstützung. Alternativ kann die Gruppe gemeinsam positive Bilder für eine Patientin entwickeln (z. B. stellt sich die Patientin als Bild der Zusammengehörigkeit einen gemeinsamen Zoobesuch mit den anderen Gruppenmitgliedern vor, und alle gemeinsam schmücken die Vorstellung aus).

Eine weitere Möglichkeit für Imaginatives Überschreiben in der Gruppe besteht darin, dass der Therapeut die Übung relativ allgemein anleitet und jedes Gruppenmitglied still für sich die eigenen Vorstellungsbilder entwickelt. Das hat allerdings in der Regel den Nachteil, dass nicht alle Gruppenmitglieder „mitkommen“. Dieses Vorgehen ist jedoch für den Lehr- und Selbsterfahrungskontext sehr gut geeignet. Im Kapitel 4.5 wird das Vorgehen beim Imaginativen Überschreiben in der Gruppentherapie genauer beschrieben.

4 Behandlung

Im Folgenden wird das Vorgehen in der Behandlung erläutert. Es wird beschrieben, wie die Technik vorbereitet und durchgeführt und wie mit besonderen Situationen beim Überschreiben umgegangen werden kann. Zudem werden verschiedene Varianten der Methode vorgestellt, und es wird aufgezeigt, wie auf Probleme bei der Durchführung des Imaginativen Überschreibens eingegangen werden kann.

4.1 Einführung und Vorbereitung

Vermeidungsverhalten erkennen, Sicherheit vermitteln

Viele Patientinnen und Patienten zeigen Vermeidungsverhalten gegenüber der Arbeit mit emotionsaktivierenden Techniken wie Imagination. Daher empfiehlt es sich, vorab keine allzu aufwendige Einführung und Begründung für die Durchführung der Technik zu geben, um vorhandene Ängste und Vermeidungsverhalten nicht zu verstärken. Die Therapeutin sollte für den Patienten eine zuverlässige Unterstützung sein, indem sie Sicherheit und Zuversicht ausstrahlt. Der Patient soll spüren, dass die Therapeutin selbst von der Durchführung der Übung und deren Wirksamkeit überzeugt ist und dem Patienten dabei verlässlich zur Seite steht.

Kenntnis der Biografie

Anamnese zur Biografie und zu mentalen Bildern

Als Grundlage für die Durchführung des Imaginativen Überschreibens sollte, wie in Kapitel 3 beschrieben, eine ausführliche biografische Exploration stattgefunden haben. Der Therapeut sollte vor der Durchführung der Übung ein Gespür für relevante biografische Erinnerungen und belastende mentale Bilder der Patientin erlangt haben. Einige Autorinnen und Autoren empfehlen auch das Schreiben eines Tagebuches, in welchem mentale Bilder und Erinnerungen sowie assoziierte Gedanken und Gefühle aufgezeichnet werden können. Darüber hinaus ist es für Imaginatives Überschreiben mit biografischen Erinnerungen hilfreich, wenn der Therapeut eine Vorstellung davon hat, welche Rolle wichtige Bezugspersonen für die Patientin gespielt haben. Dies ermöglicht es dem Therapeuten, die Übung in eine für die Patientin hilfreiche Richtung zu lenken. Die nötigen Informationen hierfür können im Rahmen der biografischen Anamnese zu Beginn einer Therapie erhoben werden.

Wichtige biografische Informationen

Im Folgenden sind einige Aspekte aufgeführt, die für die Durchführung von Imaginativem Überschreiben mit biografischen Erinnerungen relevant sind und daher in der biografischen Anamnese erhoben werden sollten:

- Wer waren die wichtigen Bezugspersonen des Patienten in der Vergangenheit, und mit welchen Gefühlen ist die Beziehung verbunden?
- Welches sind die biografischen „Hot-Spots“ der Patientin? Welche Erinnerungen sind mit besonders starken negativen oder positiven Gefühlen verbunden?
- Welche Bedürfnisse waren in der Kindheit des Patienten verletzt? Was hätte er in diesen Situationen gebraucht?
- Zu wem hatte die Patientin in der Vergangenheit eine positive, vertrauensvolle Beziehung?

Ein sicherer Rahmen

Voraussetzung für die Durchführung von Imaginativem Überschreiben ist ein geschützter Therapierahmen, in dem der Patient sich wohlfühlt und Vertrauen zur Therapeutin hat. Dies macht es für den Patienten leichter, sich auf die Übung einzulassen. Dafür ist ein geschützter, ruhiger Raum wichtig, der weitgehend von Störungen abgeschirmt ist.

Befürchtungen und Bedenken des Patienten vor der Übung sollten in jedem Fall ernst genommen werden. Anders als die ausschließlich verbale Kommunikation in der Therapie ist die imaginative Arbeit für viele Patienten nicht selbstverständlicher Teil der Behandlung. Die Therapeutin sollte in jedem Fall Empathie und Verständnis für die Ängste und Befürchtungen des Patienten ausdrücken, ohne sich allzu leicht von ihrem Vorhaben, imaginativ zu arbeiten, abbringen zu lassen. Die Therapeutin sollte den Patienten ermutigen und ihm Sicherheit vermitteln (z. B. „Ich bin die ganze Zeit bei Ihnen“). Darüber hinaus sollte die Therapeutin Zuversicht vermitteln, dass der Patient von der Übung und einer Bearbeitung der belastenden Erinnerungen profitieren wird. Häufig sind die Angst vor Kontrollverlust und die Angst vor starken Emotionen die Ursache von Vermeidungsverhalten.

Patienten das Gefühl von Kontrolle vermitteln

Die meisten Patientinnen lassen sich relativ problemlos auf das Imaginative Überschreiben ein. Falls eine Patientin damit Schwierigkeiten hat, ermöglichen es ihr folgende Techniken, die Situation als kontrollierbarer zu erleben, und erleichtern ein Einlassen auf die Übung:

- Vereinbarung einer bestimmten Dauer der Übung (z. B. maximal 10 Minuten).

- „Anker“ im Therapieraum schaffen (z. B. geöffnete Augen, Füße fest auf dem Boden, Igelball in der Hand während der Übung).
- Vorheriges Einüben eines „Sicheren Ortes“ (vgl. Kasten), an den der Patient jederzeit zurückkehren kann.
- Vereinbarung eines Signals, wenn die Patientin sich überfordert fühlt (z. B. gehobene Hand).
- Vorherige Auswahl der biografischen Situation, die überschrieben werden soll (nicht mit der schlimmsten Erinnerung beginnen).
- Kleine „Imaginationsexperimente“ zur Vorbereitung (z. B. nur kurz in belastende Situation und dann zurück zum „Sicheren Ort“).
- Vereinbarung von Kontakt nach der Therapiesitzung (z. B. darf der Patient noch etwas im Wartezimmer sitzen, oder es kommt zu einem Telefonkontakt später am Tag).

Der Sichere Ort

Der sogenannte Sichere Ort stellt eine im deutschen Sprachraum besonders von Reddemann (2014) verbreitete Imaginationsübung dar, deren Zweck es ist, dem Patienten einen sicheren Ort in der Fantasie zu bieten, in dem die Person sich wohl, sicher und geborgen fühlt. Dieser wird in der Regel in der Therapie gemeinsam mit dem Therapeuten entwickelt. Der Patient kann selbstständig üben, dieses Sicherheitsbild in belastenden Situationen zur Emotionsregulation aufzurufen. Es existieren viele Varianten des Sicheren Ortes wie ein sicherer Garten, ein Bild des Patienten in einer sicheren Blase, die vorgestellte Gegenwart des Therapeuten oder einer anderen wichtigen Bezugsperson. Es ist jedoch auch möglich, das mentale Bild realer Orte, etwa das eigene Bett als Sicheren Ort zu wählen. Die genaue Ausgestaltung des Sicheren Ortes sollte von den Bedürfnissen des Patienten geleitet sein und kann individuell in der Therapie entwickelt werden.

Strukturierung der Übung in der Sitzung

Zügig mit der Übung beginnen

Bei erstmaliger Durchführung von Imaginativem Überschreiben empfiehlt es sich, spätestens 10 bis 15 Minuten nach Beginn der Therapiesitzung mit der Übung zu beginnen, um ausreichend Zeit für die Durchführung zu haben. In der Regel ist keine ausführliche Nachbesprechung im Anschluss an die Übung notwendig. Trotzdem sollte die Imaginationsübung ca. 15 Minuten vor Ende der Therapiesitzung zum Abschluss gebracht werden, um es dem Patienten zu ermöglichen, sich zu regulieren und sich wieder in der Realität zu verankern. Einige Patientinnen zeigen im Anschluss an die Übung ein starkes Bedürfnis, das Erlebte gemeinsam mit dem Therapeuten zu reflektieren.

Dem sollte von Seiten des Therapeuten Raum gegeben werden. Für viele Patienten steht jedoch die Übung für sich und muss nicht ausführlich nachbesprochen werden. Der Patient sollte offen dazu eingeladen werden, die Phase nach der Übung entsprechend seinen Bedürfnissen zu gestalten. Als Anschlussfragen an die Übung empfehlen sich z. B.:

- „Wie geht es Ihnen jetzt?"
- „Wie war die Übung für Sie?"

Dabei empfehlen wir jedoch, die Übung nicht „kaputt zu analysieren", sondern den Patienten durchaus noch mit aktivierten Gefühlen aus der Sitzung zu entlassen, damit diese nachwirken können.

Günstig ist es, wenn der Patient nach der Sitzung noch etwas Zeit hat, um beispielsweise in Ruhe spazieren zu gehen und über das Erlebte nachzudenken. Manchmal erleben Patienten Imaginatives Überschreiben als sehr emotional und aufwühlend. In diesem Fall ist es oft hilfreich, den Kontakt zum Therapeuten noch über die Stunde hinaus ein wenig zu halten, etwa indem der Patient (sofern möglich) noch ein bisschen im Wartezimmer des Therapeuten sitzen bleibt oder für später am Tag ein kurzer Telefon- oder E-Mail-Kontakt vereinbart wird.

Sitzungsübergreifende Strukturierung

Zu welchem Zeitpunkt einer Therapie die Arbeit mit Imagination zum Einsatz kommt, ist individuell unterschiedlich und unter anderem davon abhängig, ob die Übung zu diagnostischen Zwecken oder zur Behandlung von belastenden oder traumatischen Erinnerungen eingesetzt wird. Am Beginn einer Therapie stehen häufig in erster Linie diagnostische Affektbrücken. Sie dienen dazu, der Patientin und Therapeutin ein besseres Verständnis des individuellen Störungsmodells der Patientin zu vermitteln.

Diagnostische Affektbrücken

Eine Affektbrücke kann auch im Rahmen der Diagnostik eingesetzt werden. Das ist gewissermaßen eine Mini-Imaginationsübung „in a nutshell". Wenn die Patientin eine belastende Situation berichtet, bittet die Therapeutin sie, sich in ihrer Vorstellung kurz in die Situation zu begeben. Dann erfragt sie, welche Bilder aus der Vergangenheit der Patientin damit zusammenhängen. Mit diesem Vorgehen werden emotionale und biografische Zusammenhänge oft sehr viel rascher und plastischer klar als bei rein verbaler Diagnostik.

Für die Bearbeitung von belastenden oder traumatischen Erinnerungen mit Imaginativem Überschreiben kann kein fester Zeitpunkt im Rahmen der Therapie vorgegeben werden. Für einige Patienten ist die Aufarbeitung von belastenden Erlebnissen alleiniges Therapieanliegen. In diesem Fall kann direkt nach der Exploration von Symptomatik und Biografie mit dem Imaginativen Überschreiben begonnen werden. Bei Patienten mit multiplen Traumatisierungen und komorbiden Störungen spricht grundsätzlich nichts gegen einen raschen, dann aber kleinschrittigen, schonenden Einstieg in die Arbeit mit traumatischen Erinnerungen.

Teil einer längeren Therapie

Auch die Anzahl der Sitzungen, in denen Imaginatives Überschreiben eingesetzt wird, ist individuell unterschiedlich. Einige Patientinnen und Patienten profitieren stark von einer einzigen Sitzung, in der ein biografisches Schlüsselerlebnis überschrieben wird. Andere benötigen demgegenüber viele Sitzungen, in denen ein oder mehrere Erlebnisse immer wieder überschrieben werden. Nicht selten findet sich in der Praxis das Vorgehen, dass im Verlauf einer längeren Therapie, in der unterschiedliche Themen bearbeitet werden, irgendwann eine Phase mit Imaginativem Überschreiben für umschriebene emotionale Probleme durchgeführt wird.

Sitzungsanzahl richtet sich nach den individuellen Bedürfnissen

Von Seiten der Forschung kann hier bisher leider keine klare Empfehlung ausgesprochen werden. Interessanterweise finden sich jedoch erste wissenschaftliche Hinweise, dass Imaginatives Überschreiben auch als alleinige Behandlungsmethode („stand-alone treatment“) ohne eine begleitende Therapie wirksam sein kann (Morina, Lancee & Arntz, 2017).

Vertiefung der Erfahrung

In der Literatur zur Durchführung von Imaginationsübungen finden sich häufig Empfehlungen dazu, wie ein möglichst intensives und lebhaftes emotionales Erleben der Patientin während der Imaginationsübung gefördert werden kann. Die klinische Annahme ist, dass besonders lebhafte mentale Bilder mit stärkeren Emotionen einhergehen, was die Übung besser wirken lässt. Die am häufigsten genannten Tipps zur Intensivierung des emotionalen Erlebens sind:

- geschlossene Augen während der Übung,
- Intensivieren von vorhandenen Gefühlen,
- detailreiche Beschreibung des Geschehens,
- multisensorische Qualität der Wahrnehmung erfragen (hören, sehen, fühlen),
- Einnehmen der Feldperspektive (die Erinnerung wie durch die eigenen Augen erleben),
- Sprechen in der ersten Person Präsens (als fände das Erlebnis im Hier und Jetzt statt).

Emotionales Erleben nicht forcieren

Diese Empfehlungen sind abgeleitet aus der klinischen Erfahrung bei der Durchführung von Imaginativem Überschreiben und anderen Imaginationsübungen. Sie dienen dazu, den Imaginationsprozess so unmittelbar und intensiv wie möglich werden zu lassen, um so ein starkes, neues Bild zu implementieren. Nur wenige dieser Empfehlungen waren bisher Gegenstand empirischer Forschung, und die Ergebnisse zeichnen ein sehr heterogenes Bild. Bisher konnte nicht belegt werden, dass diese Empfehlungen tatsächlich zu einem intensiveren Erleben führen. Des Weiteren ist unklar, ob ein besonders intensives Erleben tatsächlich zu einem besseren Effekt der Übung führt. Insgesamt kann die Studienlage so bewertet werden, dass der Therapeut die individuellen Präferenzen des Patienten im Hinblick auf die Intensität des emotionalen Erlebens während der Übung respektieren sollte.

Formulierungstipps für den Einstieg in Imaginatives Überschreiben

Wie bereits oben erwähnt, ist es meist nicht notwendig, im Vorfeld des Imaginativen Überschreibens die Technik ausführlich zu beschreiben oder mutmaßliche Wirkmechanismen darzulegen. Im Folgenden finden sich einige Varianten, die sich bei der Einführung der Technik bewährt haben.

Für die Einführung der Technik *mit Affektbrücke* bietet sich die folgende Formulierung an:

> Ich bin der Meinung, dass die Gefühle, von denen Sie heute berichtet haben, von großer Bedeutung für Ihre Probleme sind. Ich glaube, dass diese Gefühle schon früher in Ihrem Leben eine große Rolle gespielt haben. Daher würde ich gerne mit Ihnen eine Übung machen, die *Imaginatives Überschreiben* heißt. Dabei würden wir bei einer Vorstellungsreise, ausgehend von Ihrem aktuellen Gefühl, schauen, ob dazu Bilder aus Ihrer Vergangenheit auftauchen. Ich unterstütze Sie dann dabei, diese Bilder so zu verändern, dass es Ihnen in dem Bild besser geht. Dabei können wir ganz fantasievoll sein und alles so verändern, wie es Ihnen guttut.

Für das Einführen des Imaginativen Überschreibens *ohne Affektbrücke* eignet sich der folgende Einstieg:

> Sie haben mir ja von Situation X aus Ihrer Biografie berichtet. Ich bin der Überzeugung, dass diese Erinnerung von großer Bedeutung für die Probleme ist, die Sie heute haben. Daher würde ich gerne mit Ihnen eine Übung machen, die *Imaginatives Überschreiben* heißt. Dabei begleite ich Sie in der

Vorstellung in die Situation von damals, und wir verändern die Situation so, dass es Ihnen in dem Bild besser geht. Dabei ist alles möglich, wir können die Erinnerungsbilder genau so verändern, dass Ihre Bedürfnisse erfüllt werden.

In einigen Fällen erwidert der Patient etwas im Sinne von „Was soll das bringen? Es war ja doch nicht so“ oder „Man kann doch nicht ungeschehen machen, was passiert ist“. Wie bereits in Kapitel 2 dargestellt, sind die wichtigsten Ziele des Imaginativen Überschreibens, dem Patienten eine korrektive emotionale Erfahrung zu ermöglichen und eine metakognitive Haltung gegenüber der Bedeutung der biografischen Erinnerungen zu erlangen. Als überzeugende Begründung für die Durchführung der Übung gegenüber skeptischen Patienten empfiehlt sich z. B. folgende Formulierung:

Einführung und Begründung

Sie haben Recht, das war nicht so, und das können wir auch leider nicht mehr ändern. Ich bin aber der Überzeugung, dass es für Sie von großer Bedeutung ist, die Erfahrung zu machen, wie es sich anfühlt, wenn Ihre Bedürfnisse in dieser Erinnerung ernst genommen und erfüllt werden. Das ist die Voraussetzung dafür, dass Sie heute dafür sorgen können, dass Ihre Bedürfnisse angemessen erfüllt werden.

Ich habe den Eindruck, dass es für Sie manchmal gar nicht verständlich ist, warum Sie in bestimmten Situationen so heftig und emotional reagieren. Die Imaginationsübung kann uns dabei helfen, zu verstehen, welche „alten“ Gefühle bei Ihnen getriggert werden und wo diese Gefühle (z. B. die Wut) ihren Ursprung haben. Wenn wir das verstanden haben, wird es leichter für Sie, zu unterscheiden, welche Gefühle zur vergangenen und welche zur aktuellen Situation gehören.

Diese Übung soll nicht Ihre Erinnerung verändern, sondern Ihre Gefühle heute. Sie haben durch diese Erlebnisse nicht gelernt, sich sicher und geborgen zu fühlen. Das kann man mit dieser Übung lernen. Vielleicht klingt das etwas esoterisch, aber es hilft vielen Menschen. Möchten Sie es probieren?

Eine alternative Begründung für die Arbeit mit imaginativem Überschreiben kann sein:

Kennen Sie das, dass Sie etwas vom Kopf her verstanden haben, dass es sich aber immer noch anders anfühlt? Das geht vielen Menschen so, weil eine rationale Einsicht manchmal nicht ausreicht, um tief verankerte Gefühle zu verändern. Beispielsweise haben Sie verstanden, dass Sie nicht

„schuld“ waren, dass es Ihrer Mutter so schlecht ging, und trotzdem haben Sie heute immer noch häufig ein schlechtes Gewissen, wenn Sie sich nicht bei ihr gemeldet haben. Imaginationsübungen sind ein Weg, um direkt an den Gefühlen und Körperempfindungen zu arbeiten, die Sie so belasten, und diese zu verändern.

Nachbearbeitung der Übung

Eine Audioaufzeichnung der Imaginationsübung ist problemlos mit jedem Smartphone möglich. Dies ermöglicht ein erneutes Anhören der Übung nach der Sitzung. Bei Patienten kann eine Vielzahl von Haltungen demgegenüber gefunden werden. Während einige die Übung noch mehrfach anhören möchten, lehnen andere dies ab. Die klinische Erfahrung zeigt, dass die Durchführung der Übung oft ausreichend ist, um eine korrektive emotionale Erfahrung zu ermöglichen. Ein erneutes Anhören ist somit nicht zwingend erforderlich, um neu gelernte Haltungen und Emotionen zu festigen. Es kann dem Patienten jedoch auch ein Gefühl von Sicherheit vermitteln, die Übung im Zweifelsfall als Audiodatei verfügbar zu haben. Sollte der Patient einverstanden sein, ist es daher zu empfehlen, die Übung „zur Sicherheit“ aufzuzeichnen. Aufgrund fehlender wissenschaftlicher Befunde hierzu sollten in jedem Fall die Präferenzen des Patienten bezüglich seines Umgangs mit der Audioaufzeichnung respektiert werden.

Nachbearbeitung individuell gestalten

Andere Hausaufgaben können zur Beschäftigung mit Inhalten des Imaginativen Überschreibens anregen. Dies kann künstlerische Arbeit in Form von Malen und Gestalten sein, oder die Hausaufgabe erfolgt in schriftlicher Form. Patientinnen, die eine hohe Affinität zum Schreiben von Tagebüchern haben, werden möglicherweise davon profitieren, die neue Erinnerung schriftlich festzuhalten. Auch können Szenen aus dem positiven Überschreiben gezielt aufgesucht oder hergestellt werden. Beispielsweise kann eine Patientin, die sich beim Abschluss der Übung vorgestellt hatte, gemeinsam mit dem Therapeuten auf einem Spielplatz zu spielen, in der kommenden Woche einmal schaukeln gehen. Ein weiteres Beispiel wäre ein Patient, dessen positives Abschlussbild es war, in eine Decke eingewickelt Kakao zu trinken. Dieser nimmt sich als Folge der Übung bewusst Zeit, um achtsam einen Kakao zu trinken und so seine Selbstfürsorge zu stärken.

Fallbeispiel: „Das Bett frisch beziehen“

Eine Patientin Ende 40 schilderte im Rahmen ihrer Zwangsbehandlung traumatische Erinnerungen an ihren gewalttätigen älteren Bruder. Dieser hatte sie immer dann, wenn die Eltern nicht zu Hause waren, mit seinen Knien auf dem Boden fixiert, um ihr ein Kissen auf das Gesicht zu drücken, was massive Angst zu ersticken ausgelöst hatte. Beim Imaginativen Überschreiben hat sie ein klares Bild des Kissenbezuges ihrer Kindheit vor Augen, welches mit Angst und Übelkeit assoziiert ist. Beim Imaginativen Überschreiben wird nach der Entmachtung des Bruders der Bezug des Kissens gewechselt, hin zu dem Bezug, den die Patientin heute in ihrer Familie am liebsten verwendet. Dieser neue Kissenbezug ist für sie mit Gefühlen von Behaglichkeit und Sicherheit verbunden. In den Wochen nach dem Imaginativen Überschreiben nahm die Patientin immer wieder ihren heutigen Kissenbezug zur Hand und erinnerte sich so an die Übung und aktivierte die positiven Gefühle, die mit dem Abschlussbild der Übung verbunden waren.

Beschäftigung mit Introjekten

Häufig beschäftigen sich Patienten nach der Übung mit der Helferfigur, welche beim Imaginativen Überschreiben eingesetzt wurde. Ohne dass sie hierzu gezielt aufgefordert wurden, entwickeln viele Menschen positive Introjekte dieser Helferfiguren, welche sie auf die ein oder andere Weise in ihren Alltag integrieren (z. B. eine Postkarte, ein Symbol oder Ritual). Eine Patientin, die zuvor ihrem pummeligen Kind-Ich sehr negativ gegenüberstand, konnte sich nach dem Imaginativen Überschreiben mit ihrem inneren Kind versöhnen und hängte ein Bild von früher an den Spiegel, vor dem sie sich jeden Morgen zurechtmachte. Einigen Menschen ist nach der Übung auch eine Auseinandersetzung mit der „Täter-Figur" ein Anliegen. Gerade im Falle von ambivalenten Gefühlen gegenüber einer Person kann es hilfreich sein, widersprüchliche Gefühle oder Vorwürfe in einem (nicht zum Abschicken gedachten) Brief festzuhalten.

Merke

Insgesamt sollte eine Nachbereitung der Übung oder ein Transfer in den Alltag der Patientin nicht von der Therapeutin forciert werden. Aufgabe der Therapeutin ist es lediglich, Vorschläge zu machen oder Anregungen zu geben. Die Übung darf für sich alleine stehen und muss nicht zwingend weiterbearbeitet werden.

4.2 Durchführung der Technik

Sechs Schritte des Imaginativen Überschreibens

Bei der Durchführung des Imaginativen Überschreibens mit biografischen Erinnerungen lassen sich sechs Schritte identifizieren. Der folgende Kasten gibt einen skizzenhaften Überblick über diese Schritte, welche im Anschluss im Einzelnen näher beschrieben werden. Wenn eine Erinnerung bereits im therapeutischen Gespräch zum Überschreiben ausgewählt wurde, werden die

Schritte zwei und drei nicht durchgeführt. Dann kann nach der Entspannung (Schritt 1) direkt mit der Exploration der biografischen Erinnerung (Schritt 4) fortgefahren werden (vgl. hierzu auch die Karte „Kurzanleitung – Imaginatives Überschreiben" am Ende des Buches).

Vorgehen beim Imaginativen Überschreiben

1. Entspannung.
2. Exploration belastender Gefühle in Bezug auf die aktuell problematische Situation.*
3. Affektbrücke zu vergangener Situation.*
4. Exploration der assoziierten biografischen Erinnerung.
5. Überschreiben der Erinnerung.
5.1 Einführung einer Helferfigur (erwachsener Patient, Therapeut oder andere).
5.2 Konfrontation von strafenden/selbstwertbedrohenden Figuren und Korrektur von dysfunktionalen Grundüberzeugungen.
6. Positiver Abschluss der Übung, wenn alle Bedürfnisse erfüllt sind.

Anmerkung: *Schritt 2 und 3 kommen nur bei einer Durchführung der Technik *mit* Affektbrücke zum Tragen.

4.2.1 Haltung und Rolle des Therapeuten während der Übung

Die Haltung der Therapeutin während der Übung sollte von aufrichtigem Interesse am Erleben der Patientin geprägt sein. Respektvolle Neugierde auf das, was der Patientin widerfahren ist, wie sie sich in der Erinnerung gefühlt hat und welches ihre Bedürfnisse in diesem Moment waren, sind wichtige Wirkfaktoren des Imaginativen Überschreibens. Die Therapeutin spricht die Patientin während der Übung in einem warmen, zugewandten Ton an. Ihr wird in der Interaktion mit der (kindlichen) Patientin die Rolle eines liebevollen Elternteils zuteil.

Zurückhaltung beim Hervorrufen von mentalen Bildern

Die Haltung der Therapeutin unterscheidet sich je nachdem, in welcher Phase des Imaginativen Überschreibens sich die Patientin befindet. Die erste Phase des *Hervorrufens von mentalen Bildern* (vgl. Schritt 1 bis 3 im Kasten) zeichnet sich insbesondere durch eine neugierige, explorative Haltung der Therapeutin aus. Es geht in dieser Phase darum, den mentalen Bildern der Patientin Raum zu geben und sie nicht in eine bestimmte Richtung zu lenken. Die Therapeutin unterstützt die Patientin in dieser Phase dabei, eigenständig Bilder zu evozieren. Hilfreiche Fragen der Therapeutin in dieser Phase können sein:

- Sehen Sie ein Bild?
- Was sehen Sie?
- Wie fühlt sich Ihr Körper an?
- Wie alt sind Sie in dem Bild? etc.

Aktiv beim Überschreiben

Die zweite Phase der *Transformation von mentalen Bildern* (vgl. Schritt 4 bis 6 im Kasten) zeichnet sich durch ein direktiveres Vorgehen der Therapeutin aus. Die Therapeutin ist in dieser Phase aktiv und bringt eigene Vorschläge ein (z.B. „Können Sie sich vorstellen, wie ich zu Ihrer Mutter sage: ‚*Stop!* Ich werde nicht zulassen, dass Sie Ihre Tochter so behandeln!'?"). Dabei sollte sich die Therapeutin jedoch stets bei der Patientin rückversichern, ob ihre Vorschläge die gewünschte emotionale Reaktion bei ihr hervorrufen (z.B. „Wie fühlt sich das an?", „Brauchen Sie (noch) etwas anderes?"). Auch wenn die Patientin die Erinnerung selbst als erwachsene Hilfsperson betritt, kann die Therapeutin die Erwachsene durch Vorschläge lenken (z.B. „Kann die Große mal zu der Kleinen gehen und sich zu ihr hinunterbeugen?"). So unterstützt die Therapeutin die Patientin dabei, die Erinnerung entsprechend ihren Bedürfnissen umzugestalten und diese in den Kontext einer erwachsenen, fürsorglichen Person zu stellen. Die Therapeutin dient dabei als Modell für gesundes, funktionales Verhalten. Dies wird umso nötiger sein, je schwerer psychisch beeinträchtigt eine Patientin ist. Bei Patientinnen mit hohem Funktionsniveau und eher leichten Störungen ist oft nur wenig Lenkung durch die Therapeutin notwendig. Bei Patientinnen mit schweren Störungen, etwa einer Borderline-Persönlichkeitsstörung, muss die Therapeutin oft stark steuern.

4.2.2 Entspannung

Dieser Schritt soll dem Patienten eine Verankerung im Raum und den Übergang in die imaginative Arbeit sowie eine Konzentration auf Gefühle und Körperempfindungen ermöglichen. Entspannung ist eine wichtige Voraussetzung, um sich auf das Imaginative Überschreiben einzulassen. Das Ziel dieses Schrittes ist es, einen Zustand der „entspannten Aufmerksamkeit" zu erreichen. In diesem Zustand soll sich der Patient möglichst von ablenkenden Umweltbedingungen lösen und so eine Fokussierung auf die imaginative Arbeit ermöglichen. Der Patient wird hierbei gebeten, eine entspannte Sitzposition einzunehmen. Es empfiehlt sich, beide Beine auf den Boden zu stellen, um den Kontakt zum Therapieraum während der Übung zu halten. Patienten, die die Augen nicht schließen möchten, können einen Punkt im Raum, z.B. auf dem Boden, wählen, den sie während der Übung fixieren, um sich ganz auf Körperempfindungen konzentrieren zu können. Der Therapeut lenkt den Patienten Schritt für Schritt mit seiner Aufmerksamkeit von äußeren auf innere

Entspannung lenkt Aufmerksamkeit auf innere Prozesse

Prozesse (innere Bilder, Gefühle, Körperempfindungen). Hierfür empfiehlt es sich, eine kurze *Entspannungsinstruktion* voranzustellen:

> Ich möchten Sie bitten, sich ganz entspannt hinzusetzen, mit beiden Beinen auf dem Boden und den Armen entweder auf der Lehne Ihres Stuhls oder auf Ihren Oberschenkeln abgelegt. Lassen Sie die Augen langsam zugehen oder suchen Sie sich einen Punkt vor Ihnen auf dem Boden, auf dem Sie während der Übung Ihren Blick ruhen lassen. Kommen Sie dann langsam mit Ihrer Aufmerksamkeit zu Ihrem Körper und beobachten Sie Ihren Atem. Beobachten Sie, wie dieser regelmäßig in Ihren Körper ein- und ausströmt. Wie sich mit jedem Atemzug die Brust hebt und senkt. Mit jeder Ausatmung geben Sie Anspannung an den Raum ab und können sich noch tiefer entspannen.

4.2.3 Exploration der aktuell problematischen Situation

Ausgangspunkt ist aktuelle problematische Situation

Unter einer „aktuell problematischen Situation" wird eine Problemsituation verstanden, wie sie Patienten in der Therapie häufig schildern (z. B. Streit mit dem Partner, schlechtes Gefühl im Kontakt mit dem Vorgesetzten, Gefühl von Einsamkeit am Abend, Angst beim Verlassen der Wohnung). Jede dieser Situationen ist für den Patienten mit ausgeprägten negativen Emotionen verbunden und eignet sich daher sehr gut als Ausgangssituation, um eine Affektbrücke in die Vergangenheit zu schlagen (vgl. Schritt 2 im Kasten auf S. 24). Die genaue Exploration dieser Situation in der Imaginationsübung dient zum einen dem Ziel, dem Therapeuten ein umfassendes Verständnis der problematischen Situation, insbesondere der beteiligten Gefühle, zu ermöglichen. Zum anderen ist dieses Fokussieren auf den spezifischen negativen Affekt in der Situation eine Vorbereitung für die Affektbrücke zu einem ähnlichen Affekt in der Vergangenheit.

> **Fallbeispiel: Anita P.**
>
> Die 28-jährige Patientin Anita P. mit Sozialer Phobie berichtet, dass sie sich bei einem Feedback-Gespräch in der letzten Woche von ihrer Chefin stark kritisiert gefühlt habe. Die Situation gehe ihr seitdem nicht aus dem Kopf, immer wieder überlege sie, welches die richtigen Erwiderungen gewesen wären. Die Therapeutin bittet die Patientin, die Augen zu schließen und sich in die Situation mit der Chefin zurückzuversetzen.
>
> *Th.:* Bitte schließen Sie die Augen und versetzen Sie sich zurück in das Gespräch mit Ihrer Chefin in der letzten Woche. *(Pause)* Kommt da ein Bild?

Pat.: Ja, da bin ich sofort wieder drin.
Th.: Wo sind Sie in dem Bild und wer ist noch da?
Pat.: Ich sitze vor dem Tisch meiner Chefin. Sie ist auch da. Sie sitzt mir gegenüber. Mein Stuhl ist unbequem, ich fühle mich so unwohl.
Th.: Was passiert in der Szene?
Pat.: Sie hat gerade gesagt, dass meine Kollegen manchmal unzufrieden mit mir sind, weil ich nie das Gespräch suchen würde, wenn es Probleme gibt. Aber eigentlich habe ich gerade nur noch Rauschen in den Ohren.
Th.: Mhm, Rauschen in den Ohren. Welche Gefühle spüren sie?
Pat.: Ich schäme mich so und ich fühle mich ertappt. Es stimmt genau, was sie sagt. Ich will einfach nur noch raus hier. Ich habe Angst vor ihr, Angst, dass sie mich rauswirft.
Th.: Sie schämen sich und Sie haben Angst. Wie fühlt sich Ihr Körper an?
Pat.: Wie gesagt, es rauscht in meinen Ohren und mein Gesicht fühlt sich ganz heiß an. Meine Hände und Füße werden taub.

4.2.4 Affektbrücke

Bei der Affektbrücke (auch „emotionale Brücke“ genannt) handelt es sich um eine von Watkins (1971) erstmals beschriebene Technik. Dabei wird ausgehend von einem aktuellen Gefühl in der Therapie eine emotionale „Brücke“ in die Vergangenheit geschlagen. Die ursprüngliche Situation wird so mit einer assoziierten Situation in der Vergangenheit in Verbindung gebracht. Ziel dieser Technik ist es, die Wurzeln von aktuellen Emotionen und mentalen Bildern besser zu verstehen. Ausgangspunkt für eine Affektbrücke können Gefühle, mentale Bilder, Gedanken, Körpergefühle oder andere Sinnesempfindungen sein.

Vorgehen Affektbrücke

- Hervorrufen eines mentalen Bildes, z.B. eine belastende Situation seit der letzten Therapiestunde oder in der Zukunft, ein Traum, ein Angstbild.
- Erfragen der multisensorischen Qualität (assoziierte Gedanken, Gefühle, Körperempfindungen).
- Festhalten der Gefühle bei gleichzeitigem Loslassen des mentalen Bildes.
- Freies Assoziieren zu mentalen Bildern in der Vergangenheit.
- Exploration des assoziierten mentalen Bildes und dessen multisensorischer Qualität (Gedanken, Gefühle, Körperempfindungen).

Zusammenhang zwischen aktuellem Gefühl und Erinnerung

Die Affektbrücke liefert wichtige Informationen über biografische Schlüsselsituationen. Erinnerungen, die bei einer Affektbrücke auftauchen, sind häufig von starker Bedeutsamkeit für die Patientin und ihre Biografie. Es finden sich meist entweder sogenannte „emotionale Hot-Spots", also Erinnerungen, die mit sehr intensiven Gefühlen verbunden sind (z. B. Angst, Scham), oder besonders „typische" Erinnerungen an Situationen, die häufig aufgetreten sind (z. B. „Ich war immer nach der Schule alleine zu Hause"). Häufig sind die Verbindungen, die dabei zugänglich gemacht werden, für Patienten faszinierend und bereichernd. Patienten gelingt es durch Affektbrücken, besser nachzuvollziehen, aus welchen frühen Erfahrungen und Erinnerungen sich ihre gegenwärtige Belastung speist.

Auch Erinnerungen aus jüngerer Vergangenheit eignen sich für Imaginatives Überschreiben

In einigen Fällen gelingt es Patientinnen nicht, mithilfe der Affektbrücke eine Erinnerung hervorzurufen. Diese Situation tritt jedoch sehr viel seltener ein, als zumeist von Therapeuten befürchtet. Mehr Informationen hierzu finden sich in Kapitel 4.6. Manchmal tauchen bei einer Affektbrücke auch Erinnerungen auf, welche nicht in der Kindheit liegen, sondern in der Jugend- oder auch Erwachsenenzeit. Weertman und Arntz (2007) konnten in einer experimentellen Studie zeigen, dass das Überschreiben von aktuelleren Situationen genauso wirksam ist wie das Überschreiben von Kindheitserinnerungen. Daher kann zunächst bedenkenlos mit dem Bild oder der Erinnerung gearbeitet werden, welche der Patientin als erstes in den Sinn kommt. Biografische Schlüsselsituationen finden sich auch in jüngerer Vergangenheit und können durch Imaginatives Überschreiben so verändert werden, dass der Patientin ein veränderter emotionaler Zugang möglich wird. Sollte die Patientin jedoch über einen längeren Zeitraum nicht über Bilder aus ihrer Kindheit sprechen, handelt es sich möglicherweise um Vermeidungsverhalten, welches in der Therapie gezielt zum Thema gemacht werden sollte.

Fallbeispiel: Anita P. (Forts.)

Nachdem sich Anita P. in der Imagination in die belastende Erinnerung an das Gespräch mit ihrer Chefin zurückversetzt hat, leitet die Therapeutin sie zu einer Affektbrücke an: „Bitte versetzen Sie sich jetzt noch einmal ganz in diese Gefühle von Scham und Angst hinein. Spüren Sie das Rauschen in den Ohren, die tauben Hände und Füße und wie heiß sich Ihr Gesicht anfühlt. Halten Sie jetzt diese Gefühle ganz fest, aber lassen Sie das Bild mit Ihrer Chefin ziehen. Lassen Sie den Blick in die Vergangenheit schweifen. Kommt da ein Bild von einer Situation, in der Sie sich auch nicht gut gefühlt haben?"

Beim Imaginativen Überschreiben dient die Affektbrücke dazu, bedeutsame Kindheitserinnerungen zu identifizieren, die dann im Anschluss überschrieben werden. Wenn ein Patient sich bereits im Klaren darüber ist, welche belastenden Erinnerungen in seiner Biografie eine zentrale Stellung haben, kann der Schritt der Affektbrücke ausgespart werden und direkt mit der Exploration der bedeutsamen Erinnerung begonnen werden (Schritt 4). Hinweise auf den Umgang mit Patienten, die bei der Affektbrücke keine Kindheitserinnerung finden, finden sich im Kapitel 4.6.

4.2.5 Exploration der biografischen Erinnerung

Exploration der Erinnerung

In diesem Schritt machen sich Therapeutin und Patient ein genaueres Bild der biografischen Erinnerung, die überschrieben werden soll. Diese Erinnerung kann entweder über eine Affektbrücke hervorgerufen werden (Schritt 3) oder im therapeutischen Gespräch aufgrund von großer persönlicher Relevanz ausgewählt werden (z. B. Erinnerung an Missbrauch, beschämende Erinnerung an die Schulzeit, Konflikt mit wichtiger Bezugsperson). Die Exploration im Rahmen des Imaginativen Überschreibens bezeichnet das imaginative „Wiedererleben" der Erinnerung (Foa et al., 2016). Bei der Exploration der biografischen Erinnerung nimmt die Therapeutin eine nondirektive, interessierte Haltung ein. Ziel der Exploration ist es, genug Informationen zu erhalten, um die Erinnerung einordnen zu können. Hierbei sind folgende Fragen von Relevanz:

- Was ist vorgefallen?
- Wer war beteiligt?
- Wie geht es dem Kind?
- Welche Bedürfnisse des Kindes wurden verletzt?

Gleichzeitig sollte die Therapeutin nicht zu viele Hintergründe erfragen, um den Patienten nicht in seinem emotionalen Erleben der Erinnerung zu stören. Patienten, die an dieser Stelle beginnen, aufwendige Erklärungen von Zusammenhängen zu schildern, können freundlich auf das emotionale Erleben zurückgelenkt werden (z. B. „Fühlen Sie sich nochmal ganz in die Kleine hinein" oder „Wie geht es dir in dieser Situation?").

4.2.6 Ansprache in der Imagination

Das imaginierte Kind mit „du" ansprechen

Um der Patientin zu erlauben, sich ganz auf das emotionale Erleben während der Imaginationsübung einzulassen, ist es hilfreich, die Patientin in ihrer Rolle als Kind zu duzen. Dies stellt für einige Therapeuten eine Überwindung dar, da die Patientin im therapeutischen Kontext in Deutschland üblicherweise gesiezt wird. Wird jedoch das Kind in der Übung weiterhin gesiezt, wird sich unweigerlich eine Distanz zu der Erinnerung und dem emotionalen Erleben einstellen, und die Patientin wird die Situation aus einer erwachsenen Beobachterperspektive erleben. Auch sollten die Wortwahl und der Ton der Ansprache an das Alter des Kindes in der Erinnerung angepasst werden. So erscheint es angemessener, ein fünfjähriges Kind zu fragen: „Wo ist deine Mama?" als „Wo ist deine Mutter?". Die therapeutische Erfahrung zeigt, dass Patientinnen es als natürlich und stimmig erleben, vom Therapeuten in dieser Situation geduzt und als Kind angesprochen zu werden. Allerdings zeigt die Erfahrung auch, dass Patientinnen, die sich intensiv auf die Übung einlassen, gar nicht registrieren, ob sie gesiezt oder geduzt werden. Nach Abschluss der Übung kehren beide Parteien wieder zum gewohnten „Sie" zurück.

Multisensorische Qualität der Erinnerung explorieren

Bei der Exploration der Erinnerung werden häufig multisensorische Assoziationen geweckt. Patientinnen beschreiben dabei nicht nur visuelle Eindrücke, sondern auch Dinge, die sie hören, riechen oder fühlen können. Dies sind wertvolle Eindrücke, die anzeigen, dass die Patientin sich ganz auf die imaginative Arbeit eingelassen hat. Falls dem Therapeuten bestimmte sensorische Aspekte einer Erinnerung als relevant erscheinen, kann er auch gezielt danach fragen, um die Erinnerung zu intensivieren (z. B. „Wie klingt die Stimme von deinem Papa?" oder „Wie fühlt sich dein Körper an?").

Die Patientin wird bei dem imaginativen Wiedererleben der Situation unterstützt, indem sie die Situation aus der Ich-Perspektive im Präsens beschreibt. Den meisten Patientinnen gelingt es nicht, diese Ich-Perspektive während der gesamten Übung konsequent beizubehalten. Der Therapeut kann die Patientinnen immer wieder freundlich auf diese „Feldperspektive" zurücklenken.

Fallbeispiel: Anita P. (Forts.)

Anita P. berichtet, dass vor ihrem inneren Auge ein Bild von ihr im Sportunterricht erscheint. Sie ist 12 Jahre alt und soll am Reck einen Feldaufschwung machen. Die ganze Klasse schaut ihr zu, während Anita das Gefühl hat, wie ein Sack am Reck zu hängen. Einige Mitschüler lachen. Anita hat sich heftig an der Reckstange die Hüftknochen geprellt. Vor Schmerz und Scham fließen ihr Tränen über das Gesicht. Sie sieht, wie die Lehrerin mit den Augen rollt und zu Anita sagt, sie solle nicht immer so ein Theater machen.

Während der imaginativen Exploration der Situation beobachtet die Therapeutin sorgfältig die Reaktion des Patienten. Im Gegensatz zum Patienten hat die Therapeutin die Augen nicht geschlossen. Sie beobachtet die Körpersprache und Mimik des Patienten, um so wichtige Informationen über den Affekt des Patienten zu erhalten.

Gerade Therapeutinnen, die Verfahren zur Traumaexposition erlernt haben, stellen sich häufig die Frage, welcher Anteil des „Traumamaterials" bearbeitet werden muss, bevor man mit dem Überschreiben der Erinnerung beginnen kann. Muss die gesamte Erinnerung zunächst in der Vorstellung exploriert werden? Während Expositionsverfahren meist den Fokus auf den sogenannten „Hot-Spot", den emotional am stärksten aktivierenden Teil der Erinnerung, haben, galt beim Imaginativen Überschreiben bisher die Maßgabe, dass ein „Anklingen" der mit dem Trauma assoziierten Gefühle ausreichend ist. Dadurch wird diese Übung schonender und auch zugänglich für schwer kranke Patienten, die bei Exposition rasch dissoziieren oder diese einfach nicht tolerieren. Neuere Studien unterstützen jedoch die Annahme, dass Imaginatives Überschreiben im Hinblick auf traumabezogene Intrusionen wirksamer ist, wenn zuvor die schlimmsten Szenen der Erinnerung verarbeitet wurden (Dibbets & Arntz, 2016). Wir empfehlen daher einen eher umfangreicheren – im Rahmen dessen, was der Patient toleriert – Expositionsanteil der Übung, wenn symptomatisch auch Trauma-Flashbacks vorliegen. Wenn dies, was häufig vorkommt, nicht der Fall ist, sollte das „Anklingen" der traumatischen Situation ausreichen.

Negative Gefühle müssen aktiviert werden

4.2.7 Überschreiben der Erinnerung

Dieser Schritt des Imaginativen Überschreibens stellt das Herzstück der Technik dar, bei der es um das bildliche Verändern der traumatischen oder belastenden Erinnerung geht. An dieser Stelle unterscheidet sich die Technik deutlich vom Vorgehen bei expositionsorientierten Techniken (vgl. Kapitel 2). Während Expositionsverfahren den Hauptfokus darauf legen, Kontrolle über das Ablaufen der Erinnerung vor dem inneren Auge und die Erfahrung des „Aushalten-Könnens" zu ermöglichen, zielt das Imaginative Überschreiben vor allem auf den Aufbau eines alternativen Szenarios, in dem die Bedürfnisse des Kindes erfüllt werden (vgl. auch die Karte „Typische Erinnerungen beim Imaginativen Überschreiben" am Ende des Buches).

Die Erinnerung wird entsprechend den Bedürfnissen des Kindes verändert

In diesem Kapitel werden zwei wichtige Aspekte des Überschreibens bzw. Neuschreibens der Erinnerung besonders hervorgehoben. Zum einen wird die *Einführung einer Helferfigur* beschrieben, welche als zentraler Teil des Imaginativen Überschreibens in zahllosen Varianten fast immer auftaucht (vgl. Kapitel 4.2.10). Zum anderen wird beschrieben, in welcher Weise eine *Konfrontation des „Täters"* durchgeführt werden kann, um beim Patienten eine Korrektur von dysfunktionalen Grundüberzeugungen (z. B. „Ich war ein schlechtes Kind") zu erreichen (vgl. Kapitel 4.2.11). Diese Konfrontation ist nicht immer Teil des Imaginativen Überschreibens. Manchmal sind belastende Erinnerungen auch die Folge von belastenden Lebensumständen, an denen niemand die „Schuld" trägt. Das wäre etwa bei einem einsamen Kind nach dem Tod der Eltern der Fall oder beim Erleben eines nicht von Menschen verursachten Traumas (z. B. Unfall).

Die Einführung einer Helferfigur und die Konfrontation des Täters werden beim Imaginativen Überschreiben nicht in einer zwingenden zeitlichen Reihenfolge abgehandelt. Sie können sich abwechseln, sodass beispielsweise zunächst eine Helferfigur eingeführt wird, im Anschluss ein „Täter" konfrontiert wird und dann noch einmal eine andere Helferfigur zum Trost des Kindes eingeführt wird. Dies wird individuell, je nach Situation und Bedürfnis, in der spezifischen Erinnerung entschieden. Grundsätzlich kann beim Imaginativen Überschreiben sehr fantasievoll gearbeitet werden. Manche Patientinnen und Patienten entwickeln äußerst kreative Szenarien, die sie als hilfreich erleben, andere weichen nur in Details von der Realität ab oder benötigen Vorschläge und Ermutigungen durch den Therapeuten.

Überschreiben ist individuell und kreativ

4.2.8 Fokus auf Bedürfnisse

Bedürfnisse in der Erinnerung sind zentral

Beim Imaginativen Überschreiben ist die Erfüllung der Bedürfnisse der Patientin in der Erinnerung handlungsleitend. Das bedeutet, dass die imaginierte Szene sich vor allem danach richtet, welche Bedürfnisse des Kindes in der Situation verletzt sind. Bei emotionalen Grundbedürfnissen handelt es sich um grundlegende Bedürfnisse, die jeder Mensch hat. In den belastenden oder traumatischen Erinnerungen, die beim Imaginativen Überschreiben behandelt werden, ist immer mindestens ein Grundbedürfnis verletzt. Im folgenden Kasten werden Grundbedürfnisse beschrieben, die Grawe (2000) annimmt:

Welche Grundbedürfnisse haben Menschen

1. *Bedürfnis nach Bindung:* Dieses Bedürfnis beschreibt den Wunsch nach Nähe zu anderen Menschen und engen Bezugspersonen.
2. *Bedürfnis nach Kontrolle und Selbstbestimmung:* Hierbei geht es um den Wunsch nach Handlungsmöglichkeiten und nach der Wirksamkeit des eigenen Handelns.
3. *Bedürfnis nach Selbstwerterhaltung:* Dies beschreibt das Bedürfnis, von anderen Menschen als wertvoll wahrgenommen und anerkannt zu werden.
4. *Bedürfnis, lustvolle Erfahrungen herzustellen und Unlust zu vermeiden:* Dieses Bedürfnis beschreibt den Wunsch nach Erlebnissen, die mit positiven Emotionen assoziiert sind. Erlebnisse, die mit negativen Emotionen assoziiert sind, sollen möglichst vermieden werden.

4.2.9 Vorschläge zum Herstellen von sofortigem Schutz

Sehr häufig werden beim Imaginativen Überschreiben Situationen erinnert, welche eine unmittelbare Bedrohung für das Kind darstellen. Das Kind ist von

Missbrauch oder Gewalt bedroht oder seelischen Grausamkeiten ausgesetzt. Diese Situationen erfordern häufig ein unmittelbares, direktives Eingreifen des Therapeuten, um Missbrauch oder Misshandlung sofort zu unterbinden. Durch folgende Bilder kann Sicherheit und Schutz für das Kind hergestellt werden:

Therapeut ist für unmittelbaren Schutz verantwortlich

- Sichere Blase um Therapeuten und Kind. Dabei imaginiert die Patientin, dass sie (ggf. auch der Therapeut) sich in einer sicheren Blase befindet, in die keine schädlichen Impulse eindringen können.
- Fernbedienung, mit der man die Szene „steuern" kann (z. B. auf „Pause" drücken, sodass der Täter eingefroren wird).
- Schrumpfen des Täters in der Vorstellung.
- Panzerglas zwischen Täter und Kind.
- Superkräfte des Therapeuten, der das Kind schützt.

4.2.10 Einführung einer Helferfigur

Der Helferfigur kommt die Funktion zu, die Bedürfnisse des Kindes zu befriedigen und die Situation so zu verändern, dass sich das Kind sicher und verbunden fühlt. Die Helferfigur hat somit die Rolle eines guten, fürsorgenden Elternteils. Die Helferfigur verkörpert Fürsorge, Stärke und einen gesunden moralischen Kompass. Die folgenden Formulierungen eignen sich, um eine Helferfigur in der Imaginationsübung einzuführen:

- „Wer könnte dir jetzt in deiner Situation helfen?"
- „Kannst du dir vorstellen, dass jemand kommt und dich beschützt? Wer könnte das sein?"
- „Gibt es jemanden, den du jetzt gerne bei dir hättest? Jemand, der für dich da ist?"

Sehr häufig stellt, wenigstens zu Beginn der Therapie, der Therapeut selbst diese Helferfigur dar. Einige Patienten haben jedoch sehr spezifische Vorstellungen davon, wessen Unterstützung in einer bestimmten Situation hilfreich sein könnte (mögliche Helferfiguren, vgl. Tabelle 1).

Zu Beginn ist meist die Therapeutin eine geeignete Helferfigur

Es ist möglich, dass innerhalb einer Übung mehrere Helferfiguren eingeführt werden, wenn unterschiedliche Bedürfnisse verletzt wurden. So kann z. B. zunächst eine Helferfigur eingeführt werden, die Schutz und Fürsorge bietet, z. B. der Therapeut, und im Anschluss eine moralische Autorität, die den Eltern erklärt, dass sie ihr Kind nicht so behandeln dürfen, z. B. ein Familienrichter. Oder in einer „Mobbing"-Erinnerung aus der Pubertät kann zunächst ein Lehrer kommen, der die anderen Kinder zurechtweist und bestraft, und dann ein „Star", der den Jugendlichen unterstützt und so sein Bedürfnis nach Geltung und Anerkennung durch Gleichaltrige erfüllt (vgl. auch Tabelle 1).

Helferfiguren müssen keine realen Menschen sein

Tabelle 1: Mögliche Helferfiguren für bestimmte Bedürfnisse

Bedürfnis	Mögliche Helferfiguren
Starkes Bedürfnis nach Schutz	Polizei, Armee, Superman, Zorro, Harry Potter, Therapeutin oder erwachsener Patient mit besonderen Kräften oder Fähigkeiten
Bedürfnis nach moralischer Autorität und Gerechtigkeit	Alle Figuren, die vom Kind oder seinen Eltern als Respektsperson empfunden werden, wie z. B. Richter, Priester, Psychologe, Lehrer, Imam, Arzt, erwachsener Patient, „Super-Nanny", Vorgesetzter der Eltern, Großeltern
Bedürfnis nach Fürsorge für schwache Eltern	Figuren, die das Kind von der Fürsorge für schwache oder inkompetente Elternfiguren entlasten, z. B. Mitarbeiterin aus dem Frauenhaus (für misshandelte Mütter), Therapeut für die Eltern, Erziehungskurs, Krankenpfleger, Familienhelfer
Bedürfnis nach Beistand und Fürsorge für das Kind	Figur des Therapeuten selbst, erwachsener Patient, liebevolle Familienangehörige (Oma, Onkel etc.) oder wichtige biografische Bezugsperson
Bedürfnis nach Sinn und Trost	Feen, Engel, Gott
Bedürfnis nach Aufmerksamkeit und Anerkennung	„Star" wie Sängerin, Fußballer, Politiker

Die Helferfigur wird sowohl durch die Patientin als auch durch den Therapeuten gesteuert. Die Patientin stellt sich das Verhalten der Helferfigur so vor, wie sie es als hilfreich empfindet. Bei Patientinnen, die ein gutes Gespür für ihre Bedürfnisse haben und bereits über einen intakten moralischen Kompass bezüglich der Vergangenheit verfügen, kann der Therapeut die Patientin frei agieren lassen. Der Therapeut unterstützt die Patientin dann nur noch durch explorative Fragen, z. B.:

„Was macht ... [Helferfigur] jetzt?"

Häufig ist jedoch, insbesondere zu Beginn der Behandlung, ein direktives Agieren des Therapeuten nötig. Die Helferfigur wird dann durch den Therapeuten gesteuert, auch wenn dieser in der Imagination nicht selbst auftritt. Er behält die Übersicht darüber, ob die Helferfigur in der Imagination in einer hilfreichen Weise agiert oder nicht, und steuert sie gegebenenfalls in eine andere Richtung. Hierbei sind Formulierungen typisch wie:

- „Kannst du dir vorstellen, wie ... [Helferfigur] sich zwischen dich und den Täter stellt?"
- „Darf ... [Helferfigur] zu dir kommen und den Arm um dich legen?"

Natürlich versichert sich der Therapeut dabei stets bei der Patientin, ob die vorgeschlagenen Interventionen das gewünschte Ziel erreichen, z. B.:

- „Wie ist das für dich?"
- „Wie geht es dir damit?"

Fallbeispiel: Helferfiguren bei Gewalt und Bedrohung

Gewalt und Bedrohung

Ein 25-jähriger Patient mit emotional instabiler Persönlichkeitsstörung schildert beim Imaginativen Überschreiben eine Situation, in der seine betrunkene Mutter und ihr Lebensgefährte mit dem Besen auf ihn und seinen kleinen Bruder einschlagen. Als Helferfigur wünscht sich der Patient, dass die Polizei kommt. Es soll ein ganzer Mannschaftswagen kräftiger, bewaffneter Männer kommen, die die aggressive Mutter und ihren Freund bändigen und ihnen Handschellen anlegen, um sie abzutransportieren. Als weitere Helferfigur wünscht sich der Patient die Therapeutin, die ihn und den Bruder schützt und tröstet. Als letzte Helferfigur wird noch die Oma in die Imagination eingeführt. Zu ihr bringt die Therapeutin beide Jungen, damit sie bei ihr in Sicherheit leben können.

Fallbeispiel: Helferfigur bei Schuldgefühlen

Schuld

Eine 58-jährige Erzieherin leidet unter neurasthenischer Erschöpfung, weil sie sich bei der Arbeit nicht abgrenzen kann und sich immer für alles verantwortlich fühlt. Die Therapie ist schon im fortgeschrittenen Stadium und der Patientin gelingt es jetzt immer besser, eigene Bedürfnisse voranzustellen. Beim Imaginativen Überschreiben schildert sie eine Szene zu Hause mit ihrem chronisch kranken Bruder. Sie schildert, dass sie schon als Kind den Haushalt habe führen und ihre kleine Schwester versorgen müssen, wenn ihre Mutter mal wieder wochenlang mit dem Bruder im Krankenhaus gewesen sei. Die erwachsene Patientin erscheint als Helferfigur und entlastet das überforderte Kind. Beide Elternteile werden von der Patientin mit der Überforderung ihrer Tochter konfrontiert (vgl. Kapitel 4.2.11). Im Anschluss organisieren die erwachsene Patientin und die Therapeutin eine liebevolle Familienhelferin, die von jetzt an täglich in die Familie kommt, um sich um die Kinder zu kümmern und sie von Erwachsenen-Aufgaben zu entlasten.

Einsamkeit

Fallbeispiel: Helferfigur bei Einsamkeitsgefühlen

Ein 51-jähriger Patient mit chronischen Depressionen leidet unter einem starken Gefühl von Einsamkeit und innerer Leere. Selbst in Gegenwart anderer Menschen fühlt er sich häufig abgeschnitten und allein. Nach dem frühen Tod seiner Mutter sei er schon mit 8 Jahren in ein Internat gekommen, in dem alle anderen Jungen älter waren. In der Imagination stellt er eine Assoziation zu einer Szene her, in der er sich allein auf den Dachboden des Internats zurückgezogen hatte. Als Helferfigur wünscht der Patient sich seine Ehefrau, zu der er ein liebevolles, inniges Verhältnis hat. Die Ehefrau findet den Jungen auf dem Dachboden, tröstet ihn und nimmt ihn mit in das jetzige Zuhause der Familie, wo er sich angenommen und zugehörig fühlt.

4.2.11 Konfrontation von Tätern und selbstwertbedrohenden Figuren

Grundüberzeugungen werden durch Konfrontation hinterfragt

Die Konfrontation von „Tätern" stellt neben Fürsorge und Schutz (vgl. Kapitel 4.2.10) einen bedeutsamen Aspekt des Überschreibens dar. Als Täter wird hier eine Person aus der Biografie des Patienten verstanden, die den Patienten schlecht oder ungerecht behandelt hat. Dabei gibt es natürlich eine sehr große Spannbreite der von den Tätern begangenen „Taten". Von körperlichem oder sexuellem Missbrauch über emotionalen Missbrauch, emotionale Grausamkeit gegenüber dem Kind, Vernachlässigung oder auch „nur" unpädagogisches Verhalten (z. B. andauerndes Streiten in Gegenwart des Kindes) lassen sich beim Imaginativen Überschreiben viele Themen finden. Manche „Täter" lassen sich deshalb wohl eher als „selbstwertbedrohende Figuren" betrachten. Eine bedeutsame Rolle spielt hierbei auch, ob der Täter dem Kind absichtsvoll schadet, den Schaden des Kindes in Kauf nimmt oder dem Kind unabsichtlich schadet (etwa aufgrund von Überforderung nach einer Trennung der Eltern). Die klinische Erfahrung zeigt, dass diese Täterfiguren sehr unterschiedliche Rollen in der Biografie des Patienten gespielt haben können. Dies können Familienmitglieder ([Stief-]Eltern, Geschwister, Onkel, Tanten, Großeltern usw.) sein, aber auch andere bedeutsame Bezugspersonen wie Lehrer, Trainer, Nachbarn, Mitschüler, Freunde. Manchmal sind es auch weitgehend Unbekannte, denen der Patient nur einmal begegnet ist, die eine seelische oder körperliche Verletzung verursacht haben (vgl. auch die Karte „Typische Erinnerungen beim Imaginativen Überschreiben" am Ende des Buches).

Neben dem Unterbrechen bzw. Verhindern von Missbrauch, schlechter Behandlung, Vernachlässigung und emotionalem Missbrauch durch den Täter beim Imaginativen Überschreiben steht auch Psychoedukation zu mitfühlendem, anständigem Verhalten im Zentrum der Konfrontation des Täters mit seinem Fehlverhalten. Häufig bilden sich nach Vernachlässigung und emotionalem oder körperlichem Missbrauch bei den Opfern dysfunktionale Grundüberzeugungen in Bezug auf das Erlebte heraus (Ehlers & Clark, 1999). Diese Überzeugungen sind oft persistierend und nur schwer für kognitive Interventionen zugänglich.

Typische dysfunktionale Grundüberzeugungen nach Trauma und Vernachlässigung:

- „Ich bin schuld."
- „An mir ist etwas falsch."
- „Die Täter sind übermächtig."
- „Ich hätte mich anders verhalten müssen."
- „Ich verdiene die schlechte Behandlung."

Dysfunktionale Grundüberzeugungen in Frage stellen

Das „Zur-Rede-Stellen" der Täter ist somit immer auch mit einer edukativen Botschaft an das Kind bzw. die kindlichen Selbstanteile verbunden. Die zentrale Botschaft an das Kind ist dabei meist: „Es ist nicht in Ordnung, dass du so behandelt wirst", „Was passiert ist, war nicht deine Schuld" und „Du bist richtig, so wie du bist".

Die klinische Erfahrung zeigt, dass beim Imaginativen Überschreiben bestimmte Typen von Erinnerungen immer wieder auftauchen. Die Szenarien und Hilfspersonen, mit denen diese überschrieben werden, ähneln sich ebenfalls. Dies ermöglicht es dem Therapeuten, zügig Routine und Selbstsicherheit bei der Anleitung des Imaginativen Überschreibens zu erlangen. Dabei sollte man jedoch nicht aus den Augen verlieren, wie der Patient auf Vorschläge zum Überschreiben reagiert. Manchmal spielen gerade sekundäre Emotionen wie Schuld, Scham und Ekel eine besonders bedeutsame Rolle. Dann müssen Patient und Therapeut gut zusammenarbeiten, um ein passendes, wirksames Szenario zum Überschreiben zu finden. In Tabelle 2 finden sich einige typische Szenarien, die beim Imaginativen Überschreiben auftreten können, sowie typische Helferfiguren und Skripts zum Verändern dieser Erinnerungen (vgl. auch die Karte „Typische Erinnerungen beim Imaginativen Überschreiben" am Ende des Buches).

Tabelle 2: Typische Szenarien mit entsprechenden Helferfiguren und Skripts

Erinnerung	Typische Helferfiguren	Typisches Szenario beim Überschreiben
Sexueller Missbrauch oder körperliche Misshandlung	• Polizei, Armee etc. • Superman, Batman, Rambo • Sozialarbeiter, der die Mutter ins Frauenhaus bringt	• Konfrontation und Entmachtung des Täters • Aggressive Behauptung gegenüber dem Täter

Tabelle 2: Fortsetzung

Erinnerung	Typische Helferfiguren	Typisches Szenario beim Überschreiben
	• Machtvoller Therapeut	• Herstellen von Schutz für das Kind
Parentifiziertes Kind, das für schwache oder kranke Eltern sorgen muss	• Krankenpfleger, Sozialarbeiter • Haushaltshilfe • Helfer, der sich dem Kind liebevoll zuwendet (z. B. erwachsener Patient, Therapeutin, Opa)	• Edukation der Eltern über kindliche Rechte und Bedürfnisse, um Schuldgefühle zu reduzieren • Versorgung des Elternteils zur Entlastung des Kindes • Szenario, in dem das Kind Spaß und Unbefangenheit erlebt
Kind, das in der Schule oder im Verein unter Mobbing durch Gleichaltrige leidet	• Autoritätsperson wie Schulleiter, Lehrer, Richterin • Unterstützende Person wie „coole" Schülerin aus der Oberstufe, Patient selbst als 18- bis 21-Jähriger, Therapeut als Kind/Jugendlicher • Star, Fußballer • Fantasiefigur, z. B. Harry Potter	• Entmachtung der Peers (z. B. durch Zurechtweisen oder Lächerlich-Machen der Täter) • Wiederherstellen von Selbstwert und Zugehörigkeitsgefühl (z. B. gemeinsame Aktivität)
Einsames Kind oder vernachlässigtes Kind	• Therapeut • Erwachsener Patient • Unterstützende Person aus dem damaligen Umfeld • Liebevolle Ersatzfamilie	• Konfrontation der Eltern • Unterstützung für schwache oder unfähige Eltern, z. B. Erziehungskurs, Entzugsklinik • Erfüllen von Grundbedürfnissen nach Zuwendung, Aufmerksamkeit, Trost durch Helferfigur

4.3 Besondere Situationen beim Überschreiben

4.3.1 Imaginatives Überschreiben bei starken Schuldgefühlen

Immer wieder kommt es vor, dass Patientinnen beim Imaginativen Überschreiben von starken Schuldgefühlen berichten. Dies ist typischerweise dann der Fall, wenn die Patientin in Kindheit und Jugend unter emotionalem Missbrauch oder unter emotionaler Vernachlässigung gelitten hat. Sehr häufig finden sich dabei Geschichten von „parentifizierten“ Kindern, die z. B. früh Verantwortung für kranke Elternteile übernehmen mussten. Hier ist beim Imaginativen Überschreiben die Psychoedukation zu kindlichen Rechten und Bedürfnissen von besonderer Bedeutung. Gegenüber den Eltern sollte die Therapeutin in solchen Situationen klar aussprechen, dass der emotionale Missbrauch oder die Vernachlässigung des Kindes nicht zu dulden ist. Dies löst sehr häufig Schuldgefühle aufseiten des Kindes aus, welchen die Therapeutin empathisch begegnen sollte. Diese Schuldgefühle haben typischerweise ihren Ursprung darin, dass die Eltern vom Kind selbst als krank, schwach und hilfsbedürftig wahrgenommen werden. Eine gute Auflösung einer solchen Situation beim Imaginativen Überschreiben kann es sein, die Verantwortung für die Eltern an eine andere Stelle in der Vorstellung zu delegieren. Hierfür bieten sich etwa Psychotherapeuten (für die Eltern), eine Reha- oder Entzugsklinik, ein Frauenhaus, ein Krankenpfleger an. So wird das Kind in der Übung von der Verantwortung für die Eltern (oder Geschwister) entlastet, da diese adäquat versorgt sind. Gleichzeitig werden überforderten Eltern keine Vorwürfe gemacht. Die Therapeutin oder eine andere Helferfigur kann sich dann ganz dem Kind und seinen Bedürfnissen widmen und so der Parentifizierung entgegenwirken.

Psychoedukation zu kindlichen Bedürfnissen

4.3.2 Rache- oder Gewaltfantasien beim Imaginativen Überschreiben

Insbesondere beim Überschreiben von Erfahrungen von Misshandlung und Missbrauch kommt es immer wieder vor, dass Patienten Gewalt gegenüber dem Täter imaginieren möchten. Dies verwundert auch nicht angesichts der Tatsache, dass viele Opfer von Gewalttaten noch Jahre nach der Tat unter persistierenden Rachefantasien leiden (Horowitz, 2007). Das folgende Fallbeispiel illustriert einen solchen Fall.

Fallbeispiel: Rachefantasien

Eine 45-jährige Patientin leidet nach einer Vergewaltigung als 14-Jährige bis heute unter Panikattacken. Die vorherrschenden Gefühle in Verbindung mit dem Trauma sind Wut, Hilflosigkeit und Ekel. Bei Behandlungsbeginn litt die Patientin zusätzlich unter olfaktorischen Intrusionen, bei denen sie das Sperma des Vergewaltigers roch. Beim Imaginativen Überschreiben stellt die Patientin sich vor, wie sie als Erwachsene die Szene betritt. Sie trennt dem Vergewaltiger mit einem scharfen Messer den Penis ab. Anschließend lässt sie den Täter liegen und kümmert sich um ihr kleines Ich. Der Verbleib des Vergewaltigers wird in der Übung nicht weiter thematisiert. Die Patientin berichtet nach der Übung von einer deutlichen Verbesserung ihrer Angstsymptomatik sowie einem vollständigen Verschwinden der Intrusionen. Die Patientin erlebt nach der Übung keine aggressiven Impulse, sondern fühlte sich insgesamt gelassener und ausgeglichener.

Gewaltfantasien können zu Empowerment führen

Da traumatische Erfahrungen meist von Gefühlen des Ausgeliefertseins und Kontrollverlust geprägt sind, können Gewaltfantasien gegenüber dem Täter als wirkungsvolle Selbstermächtigung des Patienten gesehen werden. Durch die imaginierte Gewalt kann der Patient Kontrolle über den Täter und das Geschehen übernehmen, welches er in der Trauma-Situation als unkontrollierbar erlebt hat. Gewalt- oder Rachefantasien können auch das Bedürfnis nach Gerechtigkeit befriedigen. Dies erleben einige Patienten als sehr befreiend. Die klinische Erfahrung zeigt, dass Patienten in der Regel sehr gut zwischen fantasierter und tatsächlicher Handlung unterscheiden können. Sie fühlen sich vom Therapeuten akzeptiert und verstanden, wenn er ihre Rachefantasien aushalten kann.

Andererseits haben einige Therapeuten Vorbehalte gegenüber dem Imaginieren von Gewalt. Sie befürchten, dass dadurch aggressive Handlungsmuster gebahnt werden, welche dann zu tatsächlichen gewalttätigen Handlungen oder einer insgesamt gesteigerten Aggressivität führen könnten. Wissenschaftliche Studien zeigen, dass fantasierte Handlungen mit höherer Wahrscheinlichkeit in die Tat umgesetzt werden und die subjektive Eintretenswahrscheinlichkeit eines Ereignisses erhöhen. Die klinische Erfahrung zeigt, dass besondere Vorsicht bei Patientinnen geboten ist, die in der Vergangenheit bereits aggressives Verhalten gezeigt haben, oder bei solchen, die bis heute in persönlichem Kontakt mit den Tätern aus der Vergangenheit stehen. Ist eine dieser Bedingungen erfüllt, sollte besser auf das Imaginieren von Rache verzichtet werden. Erfahrungsgemäß kommt der Wunsch nach Gewalt in der Imagination aber oft bei Patientinnen auf, die eher dazu neigen, jede Wut und Aggression zu unterdrücken. Als Therapeut ist man dann womöglich eher erleichtert, dass das Thema „eigene Aggression" endlich einmal zugelassen wird und dass der geschützte Rahmen der Imagination hier einen Rahmen bietet.

Empirisch kann keine klare Empfehlung für oder gegen das Imaginieren von Gewalt beim Imaginativen Überschreiben gegeben werden. Wissenschaftliche Studien beziehen sich bisher lediglich auf gesunde Populationen, sodass unklar ist, ob aggressive Handlungstendenzen beim Imaginativen Überschreiben möglicherweise gestärkt werden.

4.3.3 Überschreiben von Situationen aus Jugendzeit und Pubertät

Negative Erinnerungen aus der Jugendzeit sind besonders belastend

Die klinische Erfahrung zeigt, dass das Überschreiben von Situationen aus Jugendzeit und Pubertät häufig etwas anders verläuft als bei belastenden Erinnerungen in der Kindheit. Einige Bedürfnisse sind in der Jugendzeit von besonderer Wichtigkeit, etwa die Akzeptanz der Peergroup, die Loslösung von den Eltern, die Akzeptanz des eigenen Körpers. Viele Patientinnen berichten noch als Erwachsene von Verletzungen aus dieser sensiblen Lebensphase. Imaginatives Überschreiben eignet sich sehr gut, um diese Erfahrungen zu bearbeiten, da dysfunktionale Grundannahmen aus der Jugendzeit (z. B. „Du wirst nie dazugehören", „Dein Körper ist hässlich") wirkungsvoll adressiert werden können. Hierbei ist zu beachten, dass beim Imaginativen Überschreiben von Situationen aus der Jugendzeit und Pubertät häufig die „klassischen" Helferfiguren nicht akzeptiert oder als hilfreich empfunden werden. Gerade wenn es um die Akzeptanz von Gleichaltrigen geht, wird eine Intervention von Erwachsenen (z. B. Therapeutin) manchmal als peinlich und störend erlebt.

Klassische Helferfiguren werden häufig nicht akzeptiert

Vorschläge für Helferfiguren, die unter Gleichaltrigen akzeptiert werden

- Gleichaltriges Helferkind/Jugendlicher,
- Patient im jungen Erwachsenenalter (z. B. 19-Jähriger) hilft dem Kind-Ich,
- „Star" (Fußballer, Sängerin etc.),
- Therapeutin als Jugendliche.

Der folgende Fall schildert die Erinnerungen einer 30-jährigen Patientin mit chronischer depressiver Störung. Die Patientin erinnert eine typische Situation, in der sie mit 13 Jahren in der Klasse ist und keinen Kontakt zu den anderen Schülern hat. Sie fühlt sich alleine, hässlich und uncool. Der folgende Dialog entsteht beim Imaginativen Überschreiben.

Beispieldialog: Situation aus der Jugendzeit

Th.: Was brauchst du jetzt?
Pat.: Keine Ahnung, ich will nur weg hier.
Th.: Wer könnte dir jetzt helfen?
Pat.: Niemand.
Th.: Darf ich zu dir kommen?
Pat.: Eine Therapeutin in der Klasse? Das fehlt mir gerade noch. Die anderen lachen eh schon über mich. Wenn die jetzt noch mitbekommen, dass ich nicht richtig bin im Kopf ...
Th.: Darf ich als 13-Jährige zu dir kommen?
Pat.: Wirklich? Keine Ahnung. *(Pause)* Wie waren Sie denn so als 13-Jährige?
Th.: Auch nicht besonders cool. Auch ein bisschen unsicher. Ganz normal eigentlich.

Pat.: *(zögerlich)* Also gut.
Th.: Gut, dann komme ich als 13-Jährige zu dir in die Klasse. Komm, lass uns abhauen von hier. Hier geht es dir nicht gut. Und ich will auch nicht hierbleiben. Kommst du mit?
Pat.: Ja gut, ich komme mit.
Th.: Und jetzt, was wollen wir machen?
Pat.: Keine Ahnung.
Th.: Sollen wir zusammen shoppen gehen? Kleidung anprobieren und dabei so richtig albern sein?
Pat.: Das klingt lustig.
Th.: Komm, das machen wir. Wir probieren die lustigsten Kleider an, die wir finden können. Macht Spaß, oder?
Pat.: Ja, schon. Sowas hab' ich sonst nie gemacht.
Th.: Sollen wir noch eine Cola zusammen trinken?
Pat.: Au ja.
Th.: Super, dann stell dir das vor, wie wir zusammen shoppen und lachen und in der Sonne eine Cola trinken. Wie geht es dir?
Pat.: Gut, das ist schön. Wäre schön gewesen, so eine richtige Freundin.
Th.: Brauchst du noch etwas?
Pat.: Nein, das reicht mir schon.

4.3.4 Narzisstische Größenfantasien beim Imaginativen Überschreiben

Patienten mit einer narzisstischen Persönlichkeitsakzentuierung äußern beim Imaginativen Überschreiben manchmal den Wunsch, Fantasien von eigener Größe oder Genialität zu imaginieren. Sie möchten sich beim Überschreiben vorstellen, wie sie aus einer Situation als strahlender Gewinner hervorgehen oder außergewöhnliche Leistungen vollbringen, um Bewunderung und Anerkennung der anderen zu erhalten. Hier bedarf es besonderer Sensibilität des Therapeuten, um herauszufinden, ob das Bedürfnis nach Anerkennung tatsächlich das zentrale Motiv in der vorgestellten Situation darstellt. Häufig ist das eigentlich verletzte Bedürfnis eines nach Zugehörigkeit und Akzeptanz. Der narzisstische Patient hat zu diesen zugrunde liegenden Bedürfnissen jedoch keinen Zugang, da er gewohnt ist, diese mit narzisstischer Überkompensation zu beantworten. Die Aufgabe des Therapeuten ist es, den Patienten beim Imaginativen Überschreiben sanft in die Richtung der Erfüllung der mutmaßlich zugrunde liegenden Bedürfnisse zu lenken. Beispielsweise so:

Narzisstische Fantasien auf zugrunde liegende Bedürfnisse umlenken

Ich kann sehr gut verstehen, dass du gerne möchtest, dass die anderen dich toll finden und bewundern! Aber weißt du was? Ich glaube, der Kleine sehnt sich eigentlich danach, dass die anderen Kinder ihn als ihresgleichen akzeptieren, kann das sein?

Fallbeispiel: Harald L.

Harald L., ein 56-jähriger Manager, kommt mit Burnout und sozialen Ängsten bei narzisstischer Persönlichkeitsstruktur zur stationären Behandlung. Bei Präsentationen hat er zuletzt häufig Panikattacken erlitten. Biografisch schildet Herr L., dass er bereits mit 9 Jahren, nach dem Tod seiner Großmutter, alle Kopfhaare verloren habe. In der Schule litt er sehr unter Hänseleien. Herr L. trägt seit fast 30 Jahren ein Toupet, um seine Glatze zu kaschieren. Beim Imaginativen Überschreiben versetzt sich Herr L. in solch eine Mobbing-Szene zurück. Beim Überschreiben wünscht er sich, einer seiner Mitschüler würde im See neben der Schule fast ertrinken. Der kleine Harald möchte diesen Mitschüler vor den Augen der ganzen Schule retten, um als strahlender Held dazustehen. Die Therapeutin sagt daraufhin: „Ich kann sehr gut verstehen, dass es dir gefallen würde, von allen bewundert zu werden. Ich glaube aber, dass du dich vor allem danach sehnst, dass die anderen dich als ihresgleichen anerkennen, dass du einfach dazugehören willst. Was meinst du dazu? [Herr L. antwortet: „Mhm, vielleicht schon."] Wie wäre es denn, wenn ich dich in eine andere Schule mitnehme? Eine, in der die Kinder nicht so doof und gemein sind. Dort sind noch mehr Jungs, die sich, wie du, für Fußball interessieren. Denen ist egal, wie du aussiehst. Hauptsache, du kannst kicken."

4.3.5 Imaginatives Überschreiben bei starken Ekelgefühlen

Es besteht eine starke kulturelle Prägung dessen, was Ekelgefühle auslöst. Typischerweise erleben Menschen Ekelgefühle bei Konfrontation mit Körperprodukten (z. B. Eiter, Kot), verdorbenen Lebensmitteln oder bestimmten Tieren (z. B. Würmer, Maden). Ekelgefühle gehen mit Verhaltensimpulsen einher, Abstand zur ekelauslösenden Substanz zu nehmen. Neben starken Gefühlen von Angst stehen traumatische Erinnerungen häufig auch im Zusammenhang mit starken Gefühlen von Scham, Schuld oder Ekel. Insbesondere bei interpersonellen Traumata wie Missbrauch oder Misshandlung können Gefühle von Ekel während des Traumas klassisch konditioniert und operant aufrechterhalten werden (Badour & Feldner, 2018). Imaginatives Überschreiben eignet sich sehr gut, um persistierende Ekelgefühle zu behandeln, wie die beiden folgenden Fallbeispiele illustrieren.

Fallbeispiel: Ekel bei Angst vor Erbrechen

Magda K., eine 32-jährige Patientin, leidet seit ihrer Kindheit stark unter Emetophobie (Angst vor Erbrechen). Der Gedanke daran, selbst zu erbrechen oder sich in Gegenwart anderer Menschen zu befinden, die erbrechen, löste bei ihr schon immer starke Ekelreaktionen aus. Die Patientin leidet unter ausgeprägtem Vermeidungsverhalten, meidet z. B. das Nachtleben. Der Leidensdruck für die Patientin wird sehr stark, als ihr Partner einen Kinderwunsch entwickelt. Die Patientin wünscht sich auch Kinder, der Gedanke an eine Schwangerschaft und die damit einhergehende Übelkeit lösen bei ihr jedoch starke Gefühle von Panik und Ekel aus. Die Expositionsbehandlung der Patientin wird mit Imaginativem Überschreiben kombiniert. Ausgehend von einem Ekelgefühl auf der Toilette ihres Arbeitsplatzes „landet" die Patientin mit einer Affektbrücke in einer Situation in der Grundschule. Damals hatte sich ihre Banknachbarin über den gemeinsamen Tisch erbrochen. Auch die Schulsachen der Patientin waren leicht betroffen, wurden jedoch nicht richtig gereinigt, sondern wanderten in ihren Schulranzen, vor dem sie sich fortan ekelte. Beim Imaginativen Überschreiben stellt sie sich vor, wie ein Putztrupp in voller Ausstattung das Klassenzimmer betritt und alle Gegenstände von oben bis unten desinfiziert und reinigt. Die Patientin erlebt durch die Übung eine Reduktion ihrer Anspannung. Darüber hinaus ist sie erleichtert, sich durch die Affektbrücke wieder an diese Auslösesituation erinnert zu haben, und die Expositionsbehandlung kann mit gutem Erfolg fortgesetzt werden.

Fallbeispiel: Ekel bei Bulimie

Sina U. ist eine 23-jährige Patientin mit Bulimie und Borderline-Persönlichkeitsstörung. Während der Essanfälle isst die Patientin meist große Mengen von sehr fettigem „Trash-Food". Sie erlebt diese Essanfälle auch als eine Form von Selbstbestrafung, die mit starken Ekelgefühlen gegenüber sich selbst einhergehen. Da ein starker Bezug zu den Ernährungsgewohnheiten der Herkunftsfamilie deutlich ist, schlägt der Therapeut eine Behandlung mit Imaginativem Überschreiben vor. Ausgehend von aktuellen Gefühlen (Ekel, Selbsthass) während eines Essanfalls „landet" die Patientin als 10-Jährige in der Küche mit ihrer Mutter. Die 10-Jährige ekelt sich vor dem sehr fettigen Essen ihrer Mutter und der dreckigen Küche. Beim Überschreiben stellt die Patientin sich vor, wie der Therapeut die Szene betritt und die Eltern zu einem Ernährungskurs schickt. Daraufhin putzen der Therapeut und die Patientin gemeinsam die ganze Küche auf Hochglanz. Danach kochen sie zusammen ein gesundes, ausgewogenes Essen und essen es gemeinsam am Küchentisch, was die Patientin als befriedigend und schön erlebt.

4.4 Positiver Abschluss

In dieser Phase der Imaginationsübung liegt der Fokus auf der Erfüllung verbleibender Bedürfnisse. Im Unterschied zu Schritt 5 spielen konfrontative und edukative Anteile in dieser Phase keine große Rolle mehr. Hier geht es um den Aufbau von positiven Emotionen, meist in Verbindung mit einer positiven Beziehungserfahrung. Handlungsleitend für die Konstruktion eines positiven Abschlusses sind eigene Bedürfnisse und Selbstfürsorge. Die Patientin soll zum Abschluss der Übung Gefühle von Zufriedenheit, Trost, Fürsorge, Wärme und Verbundenheit erfahren. Darüber hinaus sind meist eine oder mehrere Helferfiguren in das positive Abschlussbild involviert und ermöglichen der Patientin so eine positive Bindungserfahrung, indem das Kind Verständnis und Unterstützung erlebt.

Handlungsleitend sind positive Emotionen und Selbstfürsorge

Die Patientin erhält in dieser Phase implizit wichtige Informationen darüber, wie eine funktionale Emotionsregulation aussehen kann. Weiteres Ziel dieses Abschlusses ist auch ein allgemeiner Aufbau von positiven Emotionen (z.B. Sicherheit, Geborgenheit, Freude). Dies soll es der Patientin einerseits ermöglichen, positive Gefühle auch außerhalb der Übung stärker wahrzunehmen, und andererseits ein funktionales Coping in Problemsituationen fördern. Beispielsweise wird jemand, der gezielt Gefühle von Verbundenheit aufbaut und stärkt, möglicherweise eher auf andere Menschen zugehen. Viele Menschen stellen sich in dieser Phase der Übung positive zwischenmenschliche Szenen oder Bilder aus der Natur oder vom Umgang mit Tieren vor. Meist generieren Patientinnen ohne Vorschläge des Therapeuten Ideen für diese positiven Abschlussbilder. Eingeleitet wird dies meist durch eine einfache Frage wie:

- „Was möchtest du jetzt gerne noch machen?“
- „Was würde dir jetzt noch guttun?“

Der folgende Kasten enthält typische Szenarien, die Patienten als positiv erleben.

Positives Abschlussszenario

Positive Abschlussbilder

- Spaziergang im Wald oder auf einer Wiese.
- Besuch von Spielplatz, Schwimmbad, Zoo.
- Therapeut nimmt Kind mit zu sich nach Hause und versorgt es dort.
- Kind wird an einen sicheren Ort gebracht und darf es sich dort im Bett oder auf dem Sofa gemütlich machen. Häufig in Verbindung mit Vorlesen, Kakao trinken, mit Kuscheltieren schmusen.

Ein unter Therapeuten kontrovers diskutiertes Thema ist die Frage, ob der Therapeut in der Imagination persönlich die Fürsorge für den Kind-Anteil des Patienten übernehmen darf, z. B. indem er das Kind mit zu sich nach Hause nimmt und ihm dort in der Imagination einen geschützten Lebensraum zur Verfügung stellt. Einige Therapeuten stehen dem skeptisch gegenüber. Sie befürchten, Abhängigkeiten beim Patienten aufzubauen oder zu verstärken. Für andere ist es zu persönlich, sich vorzustellen, dass Patienten, auch nur in der Vorstellung, Teil ihres privaten Lebens sein könnten. Auf der anderen Seite zeigt die klinische Erfahrung, dass es für Patienten in der Imagination eine sehr heilsame Erfahrung sein kann, vom Therapeuten in dieser persönlichen Weise versorgt zu werden. Sie fühlen sich dadurch angenommen, verstanden und sicher. Der folgende Beispieldialog illustriert ein solches positives Abschlussszenario.

Versorgung durch den Therapeuten als heilsame Erfahrung

Beispieldialog: Positives Abschlussszenario

Die Patientin hat in der Übung eine traumatische Erinnerung geschildert. In der Szene erinnert sie, wie ihre alleinerziehende, alkoholkranke Mutter sie und ihren Bruder schlägt. In Schritt 5 des Imaginativen Überschreibens wird die Mutter mit ihrem Verhalten konfrontiert und anschließend in eine Entzugsklinik geschickt.

Th.: Wie geht es dir jetzt?

Pat.: Ich bin erleichtert, dass sie weg ist und uns nichts mehr tun kann.

Th.: Was brauchst du jetzt?

Pat.: Ich weiß nicht, ich will nicht hierbleiben. Wo sollen mein Bruder und ich jetzt hin? Ins Heim?

Th.: Darf ich euch beide mit zu mir nach Hause nehmen? Ich habe noch ein Zimmer in meinem Haus. Da kannst du mit deinem Bruder einziehen, wenn du magst.

Pat.: Hm? Geht das?

Th.: Klar geht das! Ich habe ein schönes Haus mit Garten, genau richtig für Kinder, und ich würde mich freuen, mich um euch zwei zu kümmern. Kommt ihr mit?

Pat.: O. K.

Th.: Super! Ich habe mein Auto dabei. Hier habe ich einen Koffer. Was möchtet ihr gerne mitnehmen?

Pat.: Also ich auf jeden Fall meinen Teddybären und meine Kleider und ein Bild von Mama. Und mein kleiner Bruder will bestimmt sein ganzes Playmobil mitnehmen.

Th.: Genau, das packen wir alles ein! Kannst du dir vorstellen, dass ich euch beiden helfe, eine Jacke anzuziehen, und wir mit dem Koffer zu meinem Auto gehen?

Pat.: Ja, das ist aufregend.

Th.: Und jetzt sind wir bei mir. Ich will euch gerne euer Zimmer zeigen. Hier gibt es ein richtig schönes, weißes Doppelbett, wo sonst immer unsere Gäste schlafen. Aber jetzt gehört das Zimmer euch. Hier gibt es genug Platz für alle eure Sachen. Und ich habe euch schon kuschelige Decken frisch bezogen. Was wollt ihr jetzt gerne machen?

Pat.: Einfach ins Bett. Ich bin so müde.

Th.: Dann stell dir doch vor, wie du und dein Bruder sich hier in die Decken kuscheln. Soll ich euch noch etwas vorlesen?

Pat.: Einfach noch ein bisschen dasitzen reicht.

Th.: Gut, das mache ich. Ich setze mich an euer Bett, bis ihr eingeschlafen seid. Brauchst du noch etwas?

Pat.: Nein, mir geht es gut.

Th.: Schön, dann genießen Sie doch jetzt für einige Atemzüge lang dieses schöne, warme Gefühl. *(Pause)* Und wenn Sie bereit sind, dann kommen Sie langsam zurück in diesen Raum.

Für Therapeuten, denen diese Form des positiven Abschlusses zu persönlich ist, gibt es zahlreiche Varianten, die mutmaßlich ebenso wirksam sind. Therapeuten, denen die Imagination ihrer eigenen Wohnung unangenehm ist, können ein Haus oder eine Wohnung erfinden, in die sie das Kind mitnehmen und versorgen. Alternativ kann auch eine liebevolle Pflegemutter erdacht werden, zu der die Kinder gebracht werden können, um dort zu leben. Manche männlichen Therapeuten fühlen sich nicht wohl bei dem Gedanken daran, Kinder mit zu sich nach Hause zu nehmen, da sie pädophile Assoziationen fürchten. Wenn ein männlicher Therapeut sich mit diesem Szenario unwohl fühlt, kann er selbstverständlich eine der oben dargestellten Varianten nutzen oder eine Formulierung wählen wie „Ich würde dich gerne mit zu mir nach Hause nehmen, damit du bei mir und meiner Frau leben kannst". Dieses Szenario kann natürlich unabhängig davon imaginiert werden, ob der Therapeut tatsächlich in einer Beziehung mit einer Frau lebt.

Verschiedene Szenarien vermitteln Fürsorge

Das Generieren eines positiven, tröstlichen Abschlussbildes steht in der Regel für sich und muss nicht weiter intensiviert oder ein Transfer in den Alltag des Patienten forciert werden. Bei manchen positiven Abschlussbildern bietet es sich jedoch an, die positiven Emotionen auf ein Symbol zu projizieren, welches den Patienten auch im Alltag begleiten kann. Im Folgenden finden sich einige Vorschläge dazu, wie diese positiven Emotionen repräsentiert werden können:

Symbole erleichtern den Transfer in den Alltag

- „Gibt es ein Lied oder eine Melodie, welches Sie mit diesem Gefühl verbinden?"

- „Gibt es eine Geste oder ein Symbol, das zu dem Bild passt?"
- „Lässt sich eine schöne Metapher für dieses Abschlussbild finden?"
- „Wo in Ihrem Körper können Sie dieses positive Gefühl jetzt spüren (z. B. aufrechte Schultern, warmes Gefühl im Bauch)?"
- „Welches Bild aus diesem positiven Ende möchten Sie sich gerne einrahmen und mitnehmen?"

Trauer zulassen

Merke: Ein Trauerprozess wird angestoßen

Immer wieder kommt es vor, dass eine Patientin sich am Ende einer Übung mit Imaginativem Überschreiben traurig fühlt und weint. Häufig trauern Patientinnen darüber, dass sie bestimmte belastende Erfahrungen machen mussten, oder sie bringen so ihre Enttäuschung über wichtige Bezugspersonen zum Ausdruck. Der Therapeut sollte nicht versuchen, diese Traurigkeit durch Imagination zu löschen bzw. um jeden Preis positive Gefühle herzustellen. Der Therapeut sollte den Trauerprozess unterstützen und die Traurigkeit der Patientin validieren (z. B. „Ich kann gut verstehen, dass Sie traurig sind, weil Ihr Vater nicht für Sie da war. Das ist ein ganz wichtiges Gefühl"). Häufig handelt es sich um Gefühle, die lange nicht zugelassen wurden und deren Ausdruck als erleichternd erlebt wird.

4.5 Varianten der Methode und Kombinationen

4.5.1 Bogenschlag zurück in die Gegenwart

Funktionales Coping wird möglich

In einigen Situationen bietet es sich an, nach der Bearbeitung der Erinnerung mit dem neu erlangten positiven Gefühl zurück in die aktuell problematische Situation zu wechseln. Dabei soll das positive Gefühl mit in die aktuelle Situation genommen werden, um dort ein funktionaleres Coping zu ermöglichen und gesundes, bedürfnisgerechtes Verhalten aufzubauen. Beispielhaft kann die Instruktion hierfür wie folgt lauten:

Ich möchte Sie jetzt bitten, sich ganz auf dieses positive Gefühl zu konzentrieren. Wo können Sie es spüren? Wie fühlt sich Ihr Körper jetzt an? Dann möchte ich Sie bitten, dieses positive Gefühl von ... [z. B. Stolz, Verbundenheit, Sicherheit] festzuhalten und in die ursprüngliche Situation ... [z. B. Streit mit dem Partner] zurückzugehen. Was möchten Sie jetzt tun? Wie möchten Sie jetzt gerne mit dieser Situation umgehen?

Durch die Imagination eines funktionalen Copings in der aktuellen Situation werden gute Voraussetzungen dafür geschaffen, dass der Patient sich in der realen Situation stärker entsprechend seiner eigentlichen Bedürfnisse verhält. Dysfunktionales Copingverhalten wie Vermeidung wird durch eine imaginierte Handlungsvorlage reduziert.

Funktionales Verhalten zu imaginieren ist förderlich für dessen Auftreten

Der Patient kann hierbei beispielsweise imaginieren, dass er eigene Bedürfnisse in einem Konflikt anspricht, dass er sich zunächst aus der Situation entfernt, um starke Emotionen zu regulieren, bevor er nach einer Lösung sucht, oder dass er Selbstfürsorge betreibt, indem er an einem einsamen Abend einen Freund anruft. In einigen Fällen stellt dieser „Bogenschlag in die Gegenwart" auch eine Überforderung für den Patienten dar. Die gerade erst mit Unterstützung des Therapeuten aufgebaute Selbstfürsorge ist dann noch zu fragil, um gleich in funktionales Coping umgesetzt zu werden. Die klinische Erfahrung zeigt, dass die Fürsorge gegenüber dem Kind erstaunlich oft in der Realität auch ein selbstfürsorglicheres Verhalten anstößt, ohne dass dies in der Imagination vorbereitet wurde.

4.5.2 Überschreiben von Alpträumen und anderen angstbesetzten Szenen

Neben dem Überschreiben von biografischen Erinnerungen eignen sich grundsätzlich auch andere Szenen, um sie in der Vorstellung zu überschreiben. Hierzu zählen alle fiktiven oder realen Szenen, welche beim Patienten mit negativen Emotionen assoziiert sind. Dabei wird das Imaginative Überschreiben wie in Kapitel 4.2 (vgl. Kasten „Vorgehen beim Imaginativen Überschreiben") beschrieben durchgeführt (vgl. hierzu auch die Karte „Kurzanleitung – Imaginatives Überschreiben" am Ende de Buches). Es werden lediglich die Schritte 2 und 3 (Exploration der aktuell problematischen Situation, Affektbrücke) ausgespart und nach der Entspannung (Schritt 1) direkt mit der Exploration der belastenden Szene (z. B. des Alptraumes) begonnen (Schritt 4).

Immer wieder schildern Patientinnen, dass sie unter wiederkehrenden Alpträumen leiden. Für die Bearbeitung von Alpträumen mit Imaginativem Überschreiben ist es nicht von Bedeutung, ob diese Bilder scharf oder eindeutig sind oder ob die Szenen aus dem Alptraum in einer stringenten Abfolge erlebt werden. Auch hier liegt der Fokus darauf, welche Gefühle vorhanden und welche Bedürfnisse bei den Patientinnen verletzt sind (z. B. Bedürfnis nach Sicherheit). Beim Überschreiben kann die beängstigende Szene dann kreativ verändert werden, sodass der Alptraum einen positiven Ausgang findet. Neben dem lebhaften Imaginieren dieses veränderten Bildes kann der Alptraum mit dem positiven Ausgang im Anschluss an die Sitzung auch in Form einer kleinen Geschichte festgehalten werden. Dies entspricht auch ziemlich

Alpträume nehmen beim Überschreiben ein positives Ende

genau dem Vorgehen der empirisch gut untersuchten *Imagery Rehearsal Therapy* (Kunze, Arntz, Morina, Kindt & Lancee, 2017).

Fallbeispiel: Julia G.

Julia G. leidet seit etwa einem halben Jahr unter Alpträumen, die in leicht abgewandelter Form immer den gleichen Verlauf nehmen. Dabei findet sie sich in dem Haus wieder, in dem sie aufgewachsen ist. Im Traum streift sie durch das Haus und sucht nach ihren Eltern. Als sie auf den Balkon tritt, fällt die Tür hinter ihr ins Schloss. Sie lässt sich nicht mehr öffnen, der Balkon löst sich langsam auf, und Frau G. fällt in die Tiefe. Aus diesen Träumen erwacht sie schweißgebadet mit Gefühlen von Angst und Panik. Als besonders belastend empfindet sie das Gefühl, auf dem Balkon zu stehen, zu sehen, wie dieser sich auflöst, und zu wissen, dass sie gleich fallen wird. Beim Imaginativen Überschreiben durchlebt Frau G. den Alptraum noch einmal bis zum schlimmsten Punkt, an dem sich der Balkon beginnt aufzulösen. Dieses Mal stellt sie sich jedoch vor, dass ihre beiden besten Freundinnen die Tür von innen öffnen und sie an beiden Armen ins sichere Haus ziehen. Frau G. spürt den sicheren Untergrund unter ihren Füßen und die Arme der Freundinnen, die sie halten. Gemeinsam verlassen die drei Freundinnen Frau G.s Elternhaus und schließen die Tür hinter sich. Frau G. fühlt sich geerdet und sicher.

Angstbesetzten Situationen wird durch kreative Veränderung der Schrecken genommen

Andere angstbesetzte Szenen können nach dem gleichen Schema überschrieben werden und somit einen Beitrag zur Angstbewältigung darstellen. Hierzu zählen auch Szenen, die in der Zukunft liegen, z. B. eine Prüfungssituation. Die Patientin verändert diese Szene beispielsweise, indem sie die Prüfer nicht mehr als bedrohlich erlebt oder Helferfiguren oder andere entlastende Elemente in die Situation einbaut, um den mit der Prüfung assoziierten Affekt zu verändern. Die Patientin kann dieses positive Bild der Prüfung immer wieder abrufen, um es dann schließlich auch in der realen Prüfungssituation verfügbar zu haben.

Ideen für das Überschreiben von angstbesetzten Situationen

- Der angstauslösende Stimulus wird so verändert, dass er nicht mehr so bedrohlich ist, z. B. indem er geschrumpft oder lächerlich gemacht wird.
- Die Person erfährt Kraft oder die Unterstützung einer wichtigen Bezugsperson aus der Gegenwart, z. B. steht eine Freundin hinter ihr und legt die Hand auf die Schulter.
- Die Person imaginiert Kraft und Stärke, um die Situation bewältigen zu können, etwa indem sie einen Zaubertrank trinkt oder sich selbst größer und stärker vorstellt.

- Die angstauslösende Situation kann verlassen werden, wodurch die Person Handlungsmacht und Kontrolle erfährt.

4.5.3 Überschreiben nach nicht interpersonellem Trauma

Generell kann auch nach nicht interpersonellen Traumata das oben beschriebene Vorgehen beim Imaginativen Überschreiben eingesetzt werden, z. B. bei einer Traumatisierung nach Unfällen oder Schicksalsschlägen, insbesondere auch Todesfällen, denen eine komplizierte Trauerreaktion folgt. Hier ist das Vorgehen oft etwas variantenreicher und muss an die individuelle Situation angepasst werden. Die handlungsleitenden Fragen sind jedoch dieselben: Welches sind die problematischen Gefühle, und wie können diese abgeschwächt und positive Gefühle aufgebaut werden? Häufig hat man hier als Therapeut, anders als beim interpersonellen Trauma, nicht von Beginn an eine klare Idee, welche Fantasie hilfreich sein könnte. An dieser Stelle kann man dem Patienten Vorschläge für Überschreibungs-Bilder machen, um seine eigene Kreativität anzuregen. Wichtig ist, als Therapeut ein entspanntes Vertrauen zu haben, dass der Patient in einem geschützten Rahmen eigene hilfreiche Fantasien entwickeln kann. Dies gilt insbesondere dann, wenn der Patient, abgesehen von dem im Fokus stehenden Trauma, psychisch stabil ist bzw. bis zu dem Trauma stabil war. Vorsicht ist natürlich geboten, wenn das nicht interpersonelle Trauma in eine Situation mit einem schwer gestörten Patienten und einer massiv dysfunktionalen Umwelt eingebettet ist. Dann muss jede Intervention klar in einen Therapieplan eingeordnet sein, der den gesamten Fall beachtet.

Beim Überschreiben von Erinnerungsbildern, die mit Todesfällen zusammenhängen, ist essenziell, dass nicht die Trauer selbst das im Fokus stehende Gefühl für das Überschreiben sein darf. Auch der Todesfall selbst wird nicht infrage gestellt. Das heißt, es ist keine geeignete Fantasie, den Toten wiederauferstehen zu lassen, da dies in der Regel nicht glaubhaft ist. Zudem ist Trauer nach einem Todesfall ein normales, gesundes Gefühl, das normalerweise keiner Behandlung bedarf. Allerdings zeigen sich bei Fällen der komplizierten Trauer immer auch andere Gefühle außer der Trauer, die wenig hilfreich sind und nicht i. S. von Trauer verarbeitet werden können. Dazu gehören Schuld, Ekel oder Entsetzen. Diese Gefühle sollten beim Imaginativen Überschreiben im Vordergrund stehen.

Beim Überschreiben von Todesfällen steht die Trauer nicht im Fokus

Fallbeispiel: Imaginatives Überschreiben, nachdem die Patientin einen Suizidenten gefunden hat

Eine 58-jährige Patientin leidet unter schweren Alpträumen und Intrusionen, seit sie ihre Frau nach erfolgreichem Suizid verblutet in der Badewanne gefunden hat. Die Bilder dieser Szene haben sich in ihr Gedächtnis eingebrannt und drängen sich immer wieder auf, worunter sie sehr leidet.

Bei der Imagination der Situation erlebt die Patientin neben der Verzweiflung insbesondere Ekel angesichts des vielen Blutes und des damit verbundenen Geruches. Die Situation wird so überschrieben, dass sofort nach dem Fund mehrere Helfer kommen. Eine begleitet die Patientin aus dem Bad, die anderen nehmen sich der Situation an, säubern alles, und die Patientin bekommt den Leichnam erst wieder gepflegt und hergerichtet zu sehen. Das Bad ist blitzblank und riecht gut. Diese Übung hilft der Patientin, die belastenden Flashbacks deutlich zu reduzieren. Weitere problematische Gefühle, insbesondere Wut und Schuldgefühle gegenüber der Verstorbenen, müssen in der Folge noch separat bearbeitet werden.

Fallbeispiel: Imaginatives Überschreiben des Todes eines Angehörigen

Ein 43-jähriger Patient erlebte als 12-Jähriger den plötzlichen Tod seines Vaters, von dem die ganze Familie völlig überfordert gewesen war. Er konnte sich danach insgesamt gut entwickeln; Situationen im Zusammenhang mit Vätern, Jahrestage des Todes oder die Begegnung mit Kindern in etwa seinem damaligen Alter belasten ihn jedoch immer wieder. Beim Imaginativen Überschreiben fantasiert er sich in die Situation der Beerdigung des Vaters. Die ganze Familie ist noch fassungs- und hilflos, jeder ist mit seiner Trauer beschäftigt. Der 12-jährige Patient fühlt sich allein und überwältigt. Das Überschreiben besteht darin, dass eine mütterliche Tante zu ihm tritt, den Arm um ihn legt und sich emotional um ihn kümmert. Dadurch fühlt er sich nicht mehr so allein und kann die Situation und die Trauer besser zulassen und damit umgehen.

Fallbeispiel: Imaginatives Überschreiben eines schweren Arbeitsunfalls

Ein 61-jähriger Patient hat durch einen Arbeitsunfall mit einer großen Maschine in einer Fertigungshalle eine Hand verloren. Danach leidet er unter PTBS-Symptomen mit Flashbacks zu den Szenen des Unfalls. Vor dem Unfall war der Patient psychisch völlig unauffällig. Beim Imaginativen Überschreiben wird ein typischer Flashback imaginiert. Dabei erlebt der Patient, wie sein Arm in die Maschine gezogen wird. Neben Schmerzen und Entsetzen ist insbesondere das Gefühl von Hilflosigkeit quälend. Das Überschreiben besteht darin, dass der Patient sich vorstellt, an der Maschine sei ein Stopp-Knopf, den er mit der freien Hand drückt, sodass die Maschine anhält. Diese sehr kurze Übung hilft ihm sehr dabei, in der Unfallsituation Selbstwirksamkeit und Kontrolle zu erleben; die Frage, wie er mit dem fehlenden Arm sein Leben weiterführen kann, ist selbstverständlich weiter Gegenstand der multimodalen Reha-Behandlung.

4.5.4 Imaginatives Überschreiben in der Paar- und Gruppentherapie

Imaginatives Überschreiben kann sowohl in der Gruppentherapie als auch in der Paartherapie mit großem Gewinn eingesetzt werden. Hierbei wird eine belastende Erfahrung eines Gruppenmitgliedes oder Partners imaginativ bearbeitet. Die anderen Gruppenmitglieder, beziehungsweise der Partner, können unterstützend in die Imagination einsteigen und so ein positives Bindungserlebnis schaffen. Das folgende Fallbeispiel illustriert dies am Beispiel einer Borderline-Gruppentherapie.

Die Gruppe dient als unterstützende Helferfigur

Fallbeispiel: Imaginatives Überschreiben in der Gruppe

Eine 24-jährige Patientin, die unter einer Borderline-Persönlichkeitsstörung leidet, schildert in der Gruppentherapie, dass sie sehr darunter leide, dass sie trotz hochsommerlicher Temperaturen nicht ins Freibad gehen könne, da sie sich für ihren Körper schäme. Die Therapeutin schlägt daraufhin vor, ausgehend vom aktuellen Schamgefühl eine Affektbrücke in die Vergangenheit zu schlagen. Die Patientin „landet" bei einer Schwimmbad-Erinnerung im siebten Lebensjahr, bei der sie von ihren Klassenkameraden im Schulschwimmen als „fett" verspottet und ausgeschlossen wird. Zunächst betritt die Therapeutin als Helferfigur die Szene und stellt die Kinder zur Rede, die die Patientin mobben. Im zweiten Schritt lädt die Therapeutin alle anderen Gruppenmitglieder ein, ebenfalls als Kinder in das Schwimmbad zu kommen. Das Schwimmbad verwandelt sich in ein Spaßbad, und alle Gruppenmitglieder genießen unbeschwert die gemeinsame Zeit im Schwimmbad. Die Patientin fühlt sich angenommen und als Teil der Gruppe. Mit diesem positiven Bild endet die Übung.

Gerade für Patienten, die in der Vergangenheit Gefühle von Ausgeschlossensein erlebt haben, können positive, imaginative Bilder in der Gruppe sehr heilsam und bereichernd sein. Sie bieten eine Form der Unterstützung, die dem Therapeuten in der Einzelbehandlung nicht zur Verfügung steht.

Gefühle von Verbundenheit werden durch positive Gruppen-Imagination gestärkt

Imaginatives Überschreiben in der Gruppe kann auch im Rahmen von Selbsterfahrungsgruppen oder in Seminaren sehr gut genutzt werden. In diesem Kontext ist es auch möglich, allgemeine Instruktionen zum Überschreiben der Erinnerung zu geben. Dieses Vorgehen empfiehlt sich nicht in Gruppen mit psychisch erkrankten Personen, da Patienten meist die direkte Unterstützung des Therapeuten benötigen, um eine Erinnerung zu überschreiben. In gesunden Gruppen kann jedoch davon ausgegangen werden, dass die Mitglieder über ausreichend Kompetenzen verfügen, Erinnerungen in einer hilfreichen Weise zu verändern. Es empfiehlt sich jedoch immer, vor der Durchführung von Imaginativem Überschreiben in der Gruppe darauf hinzuweisen, dass Menschen mit traumatischen Kindheitserlebnissen diese Übung möglichst in einem Einzelsetting durchführen sollten, um bei der Regulation starker Affekte angemessene Unterstützung zu erhalten. Im folgenden Kasten finden Sie eine Anleitung für Imaginatives Überschreiben in der Gruppe, die Sie in Selbsterfahrungsgruppen oder Seminaren einsetzen können (vgl. auch die Karte „Gruppenübung – Imaginatives Überschreiben" am Ende des Buches).

Imaginatives Überschreiben zur Selbsterfahrung in der Gruppe – Anleitung

„Ich möchte Sie bitten, sich jetzt entspannt hinzusetzen, mit beiden Beinen auf dem Boden, die Arme locker abgelegt. Bitte schließen Sie jetzt die Augen, wenn Ihnen das möglich ist, und atmen Sie einige Male ruhig ein und aus.

Bitte lassen Sie Ihren Geist jetzt durch die letzten Wochen schweifen. Zu einer Situation, die für Sie schwierig war, in der Sie intensive negative Gefühle erlebt haben. *(Pause)* Das kann z. B. ein Streit mit dem Partner gewesen sein oder ein Konflikt mit dem Vorgesetzten oder eine Situation, in der Sie sich ausgeschlossen gefühlt haben. *(Pause)* Haben Sie ein Bild? Gut, dann versetzen Sie sich in diese Situation hinein, als würden Sie sie noch einmal erleben. *(Pause)* Wo befinden Sie sich? *(Pause)* Sind noch andere Personen da? *(Pause)* Was ist gerade vorgefallen? *(Pause)* Was tun Sie? *(Pause)* Was tut eine vielleicht anwesende andere Person? *(Pause)* Was würden Sie gerne tun, welche Gefühle halten Sie davon ab? *(Pause)* Wie fühlen Sie sich? *(Pause)* Wie fühlt sich Ihr Körper jetzt an? Können Sie das auch irgendwo in Ihrem Körper spüren? *(Pause)*

Ich möchte Sie jetzt bitten, diese belastende Situation aus den letzten Wochen vor Ihrem inneren Auge ziehen zu lassen und nur die Gefühle und das Körpergefühl, welches Sie jetzt erleben, festzuhalten. Wandern Sie in der Vorstellung in die Vergangenheit, in Ihre Kindheit. Kommt da ein Bild von einer Situation, die zu diesen Gefühlen passt? *(Pause)* In der Sie sich vielleicht schon einmal so gefühlt haben? *(Pause)*

Ich werde jetzt ‚Du' sagen. Welches Bild hast du vor Augen? *(Pause)* Wo befindest du dich? *(Pause)* Sind noch andere Menschen da? *(Pause)* Wie fühlst du dich und warum fühlst du dich so? *(Pause)* Was brauchst du jetzt? *(Pause)* Du kannst jetzt die Situation in der Vorstellung so verändern, wie du es brauchst. Soll jemand kommen und dich unterstützen? *(Pause)* Was soll diese Person sagen oder tun, damit du dich besser fühlst? *(Pause)* Möchtest du den Ort, an dem du dich gerade befindest, verlassen? Wo möchtest du jetzt gerne sein? Wer soll bei dir sein? *(Pause)* Wie geht es dir jetzt? Gibt es noch etwas, das du noch brauchst? Dann stelle dir vor, wie auch das geschieht, so lange, bis du dich gut und sicher fühlst. *(Pause)*

Genieße diese guten Gefühle für einige Augenblicke. *(Pause)* Gibt es etwas, das du mit diesem Gefühl verbindest? Das kann z. B. eine Geste, ein Lied oder etwas ganz anderes sein. Wenn du bereit bist, dann löse dich von dem schönen Bild und kehre langsam zurück in diesen Raum."

In der Paartherapie sind, wie im Einzelsetting, intimere Szenen des Überschreibens vorstellbar, bei denen beispielsweise ein Partner dem anderen als erwachsene Hilfsfigur zur Seite springt, um die kindlichen Bedürfnisse nach Zuwendung und Sicherheit zu erfüllen. Eine im Grundsatz vertrauensvolle, zugewandte Beziehung zwischen den Partnern ist eine wichtige Voraussetzung, um den Partner beim Überschreiben als Unterstützung zu erleben.

Imaginatives Überschreiben in der Paartherapie

Fallbeispiel: Sabrina und Max

Sabrina und Max kommen in Paartherapie, weil Max unter starken Ängsten leidet, dass Sabrina ihn verlassen und sich einem anderen Mann zuwenden könnte. Sabrina liebt ihren Mann und hat keinerlei diesbezügliche Absichten. Sie fühlt sich jedoch genervt und bedrängt von seinen Versuchen, sie zu kontrollieren und noch stärker an sich zu binden. Dies führt häufig dazu, dass Sabrina sich von Max zurückzieht, was dessen Ängste umso mehr triggert.

Bei der Exploration von Max' Biografie wird deutlich, dass er sich schon als Kind häufig ungenügend und nicht liebenswert gefühlt hat. Dieses Gefühl war erstmals aufgetreten, nachdem sein Vater die Familie verlassen hatte, um zu seiner damaligen Geliebten zu ziehen. Die Therapeutin schlägt eine Imaginationsübung mit Max vor. Ausgehend von dem schlechten Gefühl, wenn Sabrina zu einem Kongress aufbricht, landet Max bei einer Kindheitserinnerung. In dieser liegt er nachts allein im Bett und hört seine Mutter im Nebenzimmer weinen. Er fühlt sich allein und traurig und ist wütend auf seine Mutter. Anschließend bittet die Therapeutin Sabrina, in die Szene einzusteigen und sich um den 6-jährigen Max zu kümmern. Sabrina hat viel Mitgefühl für den kleinen Max, der sie an ihren gemeinsamen Sohn erinnert. Sie legt sich zu ihm ins Bett und streichelt den kleinen Max, bis er eingeschlafen ist.

4.5.5 Überschreiben von selbstbezogenen Gefühlen

Selbstbezogene Gefühle sind häufig mit Bildern verknüpft

Viele Patienten leiden unter negativen selbstbezogenen Gefühlen. Hierzu können beispielsweise Gefühle wie Scham, Schuld, Ekel oder Schwäche gehören. Sehr häufig können diese negativen, selbstbezogenen Gefühle einen Ausdruck in mentalen Bildern finden. So kann beispielsweise jemand, der sich klein und minderwertig fühlt, möglicherweise das mentale Bild dazu entwickeln, dass er wie ein Fußabtreter ist, über den andere Menschen hinwegtrampeln. Ein anderer Patient leidet unter dem Gefühl, sehr neidisch und eifersüchtig zu sein. Auf Nachfrage des Therapeuten korrespondiert dies mit einem mentalen Bild, das sein Gesicht völlig verzerrt mit missgünstigen Augen und mit spitzer Nase und Kinn zeigt. Diese mentalen Bilder können in der Vorstellung so verändert bzw. überschrieben werden, dass der Patient eine positive Veränderung des negativen selbstbezogenen Affektes erlebt.

Hierzu wird zunächst das negative Gefühl und das damit assoziierte mentale Bild in der Vorstellung hervorgerufen. Gemeinsam entwickeln Therapeut und Patient dann dieses Bild weiter, sodass es sich in ein positives, stärkendes Bild verwandelt. So könnte sich beispielsweise der Fußabtreter in einen wertvollen Teppich verwandeln, auf dem der Patient in einem Moment steht, in dem er sehr zufrieden und stolz auf sich war. Die Patientin, die unter Neidgefühlen leidet, könnte sich vorstellen, dass sie das verzerrte Gesicht wie eine Maske von ihrem Gesicht nimmt und beiseitelegt, und darunter erscheint ihr Gesicht mit einem Ausdruck von Zufriedenheit und Wohlwollen.

CRIM

Besonders interessante neue Ansätze kombinieren Imaginatives Überschreiben mit kognitiven Ansätzen. Damit kann beispielsweise das Gefühl von Verschmutzung nach erlebtem Trauma wirksam behandelt werden (z.B. Cognitive Restructuring and Imagery Modification; Steil, Benner, Müller-Engelmann & Hadouch, 2015).

4.6 Probleme bei der Durchführung

Patient findet keine Erinnerung

Manchmal ist es für Patientinnen und Patienten nicht leicht, einen Zugang zu belastenden Erinnerungen oder überhaupt zu Erinnerungen an ihre Kindheit zu finden. Dann kann es vorkommen, dass auch durch die Affektbrücke keine Bilder auftauchen, die mit einer aktuell belastenden Emotion assoziiert sind. Häufig ist es für Patientinnen schon eine Entlastung zu erfahren, dass sie keine spezifische Erinnerung auswählen müssen, sondern dass auch ein „typisches“ Erinnerungsbild sich sehr gut zum Überschreiben eignet. Auch ist es nicht nötig, dass jedes Detail einer Erinnerung noch präsent ist, um mit der Erinnerung arbeiten zu können. An dieser Stelle ist es hilfreich, die Patientin zu ermutigen, sich an alte Fotos, z. B. von der Einschulung, zu erinnern. Ausgehend von diesen Bildern kann häufig ein guter Zugang zum emotionalen Erleben hergestellt werden.

Auseinandersetzung mit biografischem Material fördert Imaginationen

Wenn es Patientinnen weiterhin schwerfällt, sich an ihre Kindheit zu erinnern, kann zunächst versucht werden, behutsam wieder einen Zugang zu der Vergangenheit zu finden. Dazu kann es gehören, dass die Patientin das Gespräch mit Geschwistern oder anderen Personen sucht, die möglicherweise noch Erinnerungen an die Kindheit der Patientin haben und von damals erzählen können. Auch kann es helfen, alte Bilder, Stofftiere oder Spielzeuge herauszusuchen, sich mit ihnen zu beschäftigen oder diese mit in die Therapie zu bringen. Häufig werden dabei Prozesse angestoßen, die zunehmend Erinnerungen an die eigene Kindheit ermöglichen. Auch Zeugnisse und Tagebücher von früher können wertvolle Hilfen beim Hervorrufen von Erinnerungen sein. Sollte trotz dieser Bemühungen keine Erinnerung an früher möglich sein, handelt es sich möglicherweise um Vermeidungsverhalten, welches auftritt, weil die Patientin Angst vor einer starken Aktivierung von Emotionen oder vor Kontrollverlust während der Übung hat. Dem sollte der Therapeut empathisch und rücksichtsvoll begegnen, ohne sich von der Wichtigkeit der imaginativen Arbeit abbringen zu lassen. Ein kleinschrittiges Vorgehen und „Sicherheitsmaßnahmen" für die Patientin können helfen, Patientinnen zu imaginativer Arbeit zu ermutigen (vgl. Kasten im Kapitel 4.1).

Dissoziation und Vermeidung während der Übung

Einige Patienten zeigen während des Imaginativen Überschreibens starkes Vermeidungsverhalten. Dies kann unterschiedliche Ausdrucksformen haben. In der stärksten Ausprägung dissoziieren Patienten während der Übung. Sie können dann nicht mehr auf Fragen der Therapeutin reagieren oder fühlen sich unnatürlich distanziert zu der Szene, welche sie beschreiben, können beispielsweise keine Gefühle benennen oder steigen völlig aus der Erinnerung aus. Andere Patienten vermeiden, indem sie während der Übung rationalisieren und Gefühle herunterspielen oder indem sie unnötig viele Details und Hintergründe der Szene erläutern und so aus dem emotionalen Kontakt zum Kind-Ich gehen. Andere öffnen immer wieder die Augen, um die Therapeutin anzusprechen, und unterbrechen so die emotionale Arbeit.

Auch hinter diesem Verhalten stecken in den meisten Fällen Ängste und Befürchtungen im Hinblick auf die Gefühle, die mit den damaligen Erlebnissen verbunden sind. Bei leicht ausgeprägtem Vermeidungsverhalten kann die Therapeutin den Patienten während der Übung immer wieder freundlich auf das Erleben in der Übung zurücklenken:

- „Fühl dich nochmal ganz in den kleinen XY hinein. Wie geht es dir in dieser Szene?"
- „Versuchen Sie einmal, die Augen noch für eine kleine Weile geschlossen zu halten und beim kleinen XY und seinen Gefühlen zu bleiben."

Ängste und Befürchtungen müssen ernst genommen werden

Sollte das Vermeidungsverhalten jedoch immer wieder auftreten oder die Form von Dissoziation annehmen, sollte die Übung unterbrochen und Vermeidung bzw. Dissoziation thematisiert werden. Möglicherweise müssen zunächst noch Ängste ausgeräumt oder Sicherheitsstrategien (vgl. Kapitel 4.1) angewandt werden. Bei starker Dissoziation können Skills, wie z. B. ein Igelball, dem Patienten helfen, während der Übung nicht aus der Szene auszusteigen.

Patient neigt zu interpersoneller Dependenz

Nicht selten funktionieren imaginative Übungen bei Patienten nicht gut, die bei näherem Betrachten zu dependenten interpersonellen Mustern neigen. Sie hegen häufig den Wunsch, gute Patienten zu sein und die Bindung zum Therapeuten zu erhalten. Infolgedessen gehen sie auf die Übung ein; sie können sie jedoch nicht zu einem Abschluss bringen, der für sie hilfreich wäre, weil sie so ihre dependenten Muster infrage stellen müssten.

Beispiele für interpersonelle Dependenz

- Coabhängige Patienten, die auch heute noch in coabhängigen Beziehungsstrukturen leben.
- Klagsame Patienten, die ihr Leid darauf attribuieren, dass andere schlecht mit ihnen umgehen, ohne selbst Veränderungsschritte zu unternehmen.
- Patienten, die keine Verantwortung für sich selbst und ihre Probleme übernehmen möchten; stattdessen wird die Verantwortung an andere übertragen, häufig auch an Beteiligte im Gesundheitssystem wie Ärzte oder Therapeuten.
- Patienten mit vielen therapeutischen Vorbehandlungen, die alle wenig gebracht haben – trotzdem wünschen sich die Betroffenen immer wieder Therapie, offensichtlich weil sie das Beziehungsangebot haben möchten, ohne sich selbst zu verändern.

Beim Imaginativen Überschreiben zeigen sich dependente Strukturen typischerweise durch folgende Probleme:

- Der Patient macht die Übung zwar sehr gut mit, aber diese führt nicht zu einer Besserung.

- Der Therapeut versorgt und tröstet den Patienten immer wieder in der Imagination, ohne dass der Patient in seiner Eigenverantwortung wächst.
- Der Patient sucht ungeeignete Helferpersonen beim Imaginativen Überschreiben aus. Beispielsweise setzt er sich nicht mit der Bedürfnisfrustration durch Bezugspersonen auseinander, sondern idealisiert diese in der Fantasie, um seine dependenten Muster im Hier und Jetzt erhalten zu können.
- Der Patient boykottiert das Imaginative Überschreiben, wenn es darum geht, sich mit erlebter Bedürfnisfrustration auseinanderzusetzen (Beispiel: Th.: „Deine Mutter kümmert sich hier nicht gut um dich." Der Patient weint laut: „So dürfen Sie nicht über meine Mutter reden!").

Dependente Strukturen ansprechen und Alternativen diskutieren

In solchen Fällen muss mit dem Patienten zunächst das Problem der Dependenz adressiert und in der Therapie angemessen behandelt werden. Dabei können auch imaginative Techniken eingesetzt werden. Allerdings muss es dabei dann auch möglich sein, Verhaltensweisen während der Übung, die mit der Dependenz zusammenhängen, klar anzusprechen.

Solche Fälle können sehr hartnäckig und zäh sein. Sofern Patienten sehr motiviert sind und gute Alternativen zu dependenten Beziehungsmustern zur Verfügung stehen, kann sich die Arbeit an diesem Thema allerdings auch sehr lohnen. Nicht selten zeigt jedoch der Verlauf, dass der Patient letztlich nicht bereit ist, seine Muster tatsächlich zu verändern. Häufig suchen stark dependente Patienten weiter im medizinischen System nach menschlicher Unterstützung, da dies kurzfristig leichter ist, als eigene Muster infrage zu stellen.

Fallbeispiel: Sandra K.

Sandra K., eine 23-jährige Studentin, kommt in die Therapie, weil sie Schwierigkeiten hat, ihre Bachelorarbeit zu beenden. Frau K. verfügt über gute soziale Ressourcen, wünscht sich jedoch, dass ihre Mutter mehr für sie da ist, obwohl die Beziehung zu ihr immer ambivalent war. Einerseits habe sie von ihrer Mutter immer viel Lob und Zuspruch für gute Leistungen erfahren, andererseits fühlt sich Frau K. trotzdem häufig nicht gesehen und hinter ihrer älteren Schwester zurückgesetzt. Gegenüber ihrer Mutter reagiert sie häufig trotzig und lehnt es ab, selbst Verantwortung für sich zu übernehmen.

In der Therapie wird Frau K. klar gespiegelt, dass sie lernen muss, autonom zu sein. Sie muss anfangen, zu akzeptieren, dass ihre Mutter ihr nicht dabei helfen kann, die Probleme im Studium zu lösen. Dies ist für Frau K. nicht leicht, aber nachvollziehbar. Beim Imaginativen Überschreiben landet sie in einer Situation, in der sie ausnahmsweise eine schlechte Note aus der Schule mit nach Hause gebracht hat und ihre Mutter darauf vorwürflich und distanziert reagiert hatte. Die Therapeutin betritt die Szene und konfrontiert die Mutter mit ihrem Verhalten. Anschließend wendet sie sich der kleinen Sandra zu und erklärt, dass es traurig ist, dass ihre Mutter so reagiert, dass es aber leider nicht zu ändern ist. Abschließend spendet die Therapeutin Trost und unterstützt die Trauerarbeit um die „ideale Mutter".

In einigen Fällen wünschen sich Patienten reale Personen (z.B. die Mutter oder den Vater) als Helferfigur beim Imaginativen Überschreiben, die jedoch in der Biografie des Patienten eine dysfunktionale oder ambivalente Rolle innehatten. Das folgende Fallbeispiel illustriert das Dilemma.

Reale Bezugspersonen sind nicht immer als Helferfiguren geeignet

Fallbeispiel: Felix S.

Felix S. berichtet, dass ihn seine alleinerziehende Mutter abends häufig allein gelassen habe, um auszugehen. Für Herrn S. sind diese Erinnerungen mit starker Angst assoziiert. Er fürchtete sich, dass die Mutter nicht zurückkommen und er allein bleiben würde. Oft war er bis tief in die Nacht wachgeblieben, um auf seine Mutter zu warten. Beim Imaginativen Überschreiben versetzt sich Herr S. zurück in diese Situation, in welcher er allein auf die Rückkehr der Mutter wartet. Um diese Erinnerung zu verändern, wünscht sich Herr S., dass seine Mutter nach Hause käme, um ihn in den Arm zu nehmen und ihm zu versprechen, ihn nie wieder allein zu lassen.

Tatsächlich hätte dieses Verhalten der Mutter zum damaligen Zeitpunkt nicht entsprochen. Ihre Priorität lag nicht auf Felix' Bedürfnissen und seiner Sicherheit. Der Therapeut lässt Herrn S. mit seinem Wunsch nach Trost durch die unzuverlässige Mutter zunächst gewähren. Schnell berichtet Herr S. aber in der Übung selbst, dass es sich nicht „richtig" anfühle, von der Mutter getröstet zu werden. Das Imaginieren von emotional unrealistischen Szenarien in Bezug auf reale Bezugspersonen wird in der Regel nicht als hilfreich erlebt. Dazu gehört z.B. auch die Vorstellung, eine verstorbene Bezugsperson sei einfach wieder lebendig oder der Vater mit Alkoholproblem sei plötzlich abstinent. Diese positiven Verläufe zu imaginieren, wird in der Regel als unplausibel und unrealistisch empfunden.

Man kann in der Übung in Bezug auf die oben genannten Beispiele stattdessen beispielsweise imaginieren, dass man genug Zeit hat, sich von der Bezugsperson zu verabschieden, bevor sie stirbt, oder dass der Vater in eine Rehaeinrichtung eingewiesen wird, in der er Hilfe im Umgang mit seinem Alkoholproblem erhält. So erhält das Kind Hilfe und Unterstützung bei der Erfüllung seiner Bedürfnisse, ohne dass man imaginiert, alles sei „einfach wieder gut". Hier zeigt sich, dass ein Ziel des Imaginativen Überschreibens sein kann, eine Trauerarbeit in Bezug auf vergangene Erlebnisse zu ermöglichen (vgl. auch Wirkmechanismen des Imaginativen Überschreibens in Kapitel 2).

Im Fall von Herrn S. konfrontiert der Therapeut Herrn S. sanft mit der Tatsache, dass seine Mutter gerade keine fürsorgliche Hilfsperson für ihn darstellt.

Fallbeispiel: Felix S. (Forts.)

Th.: Felix, ich glaube, deine Mama kann gerade nicht so für dich da sein, wie du das brauchst. Sie hat nicht gelernt, wie man sich gut um Kinder kümmert. Darf ich in das Bild kommen und für dich da sein?

5 Effektivität und Prognose

Eine aktuelle randomisiert-kontrollierte Studie zeigt eine extrem gute Wirksamkeit und keine Gruppenunterschiede bei Imaginativem Überschreiben und EMDR in der Behandlung von PTSD und Typ-II-Traumata (Boterhoven de Haan et al., 2020). Darüber hinaus gibt eine im Jahr 2017 erschienene Metaanalyse einen Überblick über den bisherigen Stand der Wirksamkeit von Imaginativem Überschreiben (Morina et al., 2017). In die Metaanalyse wurden 19 Studien eingeschlossen, die primär eine störungstypische Symptomreduktion zum Ziel hatten. Acht Studien untersuchten die Wirksamkeit von Imaginativem Überschreiben bei Posttraumatischer Belastungsstörung, sechs Studien bei Sozialer Phobie, zwei bei Körperdysmorpher Störung, eine bei Depression, eine bei Bulimia Nervosa und eine bei Zwangsstörung. Im Durchschnitt wurden in jeder Studie 4,5 Sitzungen Imaginatives Überschreiben durchgeführt (Anzahl zwischen 1 bis 16), davon jedoch bei 7 Studien nur eine einzige Sitzung. Fast alle Studien (18) untersuchten Imaginatives Überschreiben als alleinige Behandlungstechnik ohne begleitende Psychotherapie. Leider waren jedoch lediglich weniger als die Hälfte der Studien randomisiert-kontrollierte Studien; die meisten stellen einfache Beobachtungsstudien dar.

Bereits wenige Sitzungen können Symptome stark reduzieren

Die Ergebnisse zeigen insgesamt eine sehr gute Wirksamkeit der Behandlung mit Imaginativem Überschreiben im Hinblick auf störungstypische Symptome (Hedges' g=1,22). Neben der Wirkung auf primäre Symptome fand sich auch eine gute Wirksamkeit bei der Reduktion aversiver mentaler Bilder (g=1,8), negativer Grundüberzeugungen (g=1,81) und komorbider Depression (g=0,61). Diese Ergebnisse sind insbesondere unter Berücksichtigung der niedrigen Behandlungsfrequenz von durchschnittlich nur 4,5 Sitzungen besonders beeindruckend.

Die Metaanalyse zeigt jedoch auch, dass der Forschungsstand noch unbefriedigend ist und die guten Ergebnisse nur als erste Hinweise verstanden werden können. Die meisten Studien hatten keine Kontrollgruppen. Einige Studien untersuchten Imaginatives Überschreiben eher in einem experimentellen Setting, teilweise mit nur einer einzigen Sitzung. Dieses Vorgehen unterscheidet sich deutlich von einer therapeutischen Behandlung unter Routinebedingungen. Darüber hinaus unterschieden sich die Studien stark darin, ob die Langzeitwirkung von Imaginativem Überschreiben erhoben wurde. Zudem lagen überhaupt nur für die Soziale Phobie und die Posttraumatische Belastungsstörung eine größere Zahl von Studien vor. Weitere randomisierte kontrollierte Studien sind für eine abschließende Beurteilung also unbedingt notwendig.

Merke

Eine Metaanalyse von 2017 weist darauf hin, dass Imaginatives Überschreiben möglicherweise gut wirksam in Bezug auf die Verbesserung störungsspezifischer Symptome, aversiver mentaler Bilder, negativer Grundüberzeugungen und komorbider Depression, insbesondere bei Posttraumatischer Belastungsstörung und Sozialer Phobie, ist. Zur sicheren Beurteilung der Wirksamkeit sind allerdings unbedingt weitere randomisiert-kontrollierte Studien wünschenswert.

Ergebnisse aus experimentellen Studien deuten an, dass Imaginatives Überschreiben möglicherweise eine hilfreiche frühe Intervention zur Prävention von Intrusionen und belastenden Kognitionen nach dem Erleben eines Traumas sein könnte (Hagenaars & Arntz, 2012). Auch konnte gezeigt werden, dass die Veränderung von negativen, automatischen Gedanken effektiver ist, wenn Imagination involviert ist (Holmes et al., 2007). Neben dem Einfluss von Imaginativem Überschreiben auf störungsspezifische Symptome konnte auch eine gute Wirksamkeit bei störungsübergreifenden negativen Emotionen wie Schuld und Scham nachgewiesen werden (Arntz, Tiesema & Kindt, 2007).

In Abbildung 1 aus Morina et al. (2017) wird die Prä-Post-Differenz bei der Behandlung mit Imaginativem Überschreiben dargestellt. Allerdings handelt es sich hier um unkontrollierte Studien und nicht um Gruppenvergleiche. Bei der Interpretation ist also zu bedenken, dass alleine die Studienprozedur, der Placeboeffekt und weitere unspezifische Effekte schon eine gute Wirkung haben.

Abbildung 2 aus derselben Metaanalyse zeigt den Gruppenunterschied nach der Behandlung mit Imaginativem Überschreiben, wenn eine Kontrollgruppe eingesetzt wurde. Allerdings sind auch diese hervorragend aussehenden Befunde mit Vorsicht zu interpretieren: Die Kontrollbedingung war jeweils passiv, also reine Wartekontrollgruppen. Dies gilt in der Psychotherapieforschung mittlerweile als nicht mehr angemessen, da die Patienten sich durch das Gefühl, dass ihnen etwas vorenthalten wird, unter Umständen sogar schlechter entwickeln als völlig unbehandelte Patienten. Zudem kranken die meisten Studien an sehr kleinen Stichproben, was die Gefahr von Zufallsbefunden erhöht.

			Hedges's g	Standard error	Lower limit	Upper limit
Alliger-Hon et al., 2015	ImRs	PTSD	0,997	0,280	0,449	1,546
Arntz et al., 2013	ImRs	PTSD	2,499	0,629	1,266	3,732
Brewin et al., 2009	ImRs	Depression	1,606	0,461	0,702	2,510
Cooper et al., 2008	ImRs	Negative self-beliefs	0,271	0,274	−0,266	0,809
Frels et al., 2014	ImRs	SAD	1,581	0,348	0,898	2,264
Gunert et al., 2007	ImRs	PTSD	1,558	0,305	0,959	2,156
Jung & Steil, 2013	ImRs	Contamination feer	0,991	0,314	0,376	1,605
Kindt et al., 2007	ImRs	PTSD	1,226	0,260	0,717	1,736
Lee & Kwon, 2013	ImRs	SAD	1,673	0,418	0,853	2,494
Nilsson et al., 2012	ImRs	SAD	1,340	0,486	0,388	2,293
Otedalen et al., 2015	ImRs	PTSD	1,659	0,266	1,138	2,179
Raabe et al., 2015	ImRs	PTSD	2,022	0,595	0,856	3,189
Reimer & Moscovitch, 2015	ImRs	SAD	1,283	0,362	0,574	1,991
Ritter & Stangier, 2016	ImRs	BDD	1,312	0,512	0,310	2,315
Steil et al., 2011	ImRs	Contamination feer	0,682	0,341	0,013	1,351
Veele et al., 2015	ImRs	OCD	1,032	0,341	0,363	1,701
Wild et al., 2007	ImRs	SAD	0,766	0,368	0,045	1,488
Wild et al., 2008	ImRs	SAD	0,992	0,350	0,307	1,678
Wilson et al., 2016	ImRs	BDD	1,161	0,480	0,220	2,102
			1,215	0,109	1,001	1,428

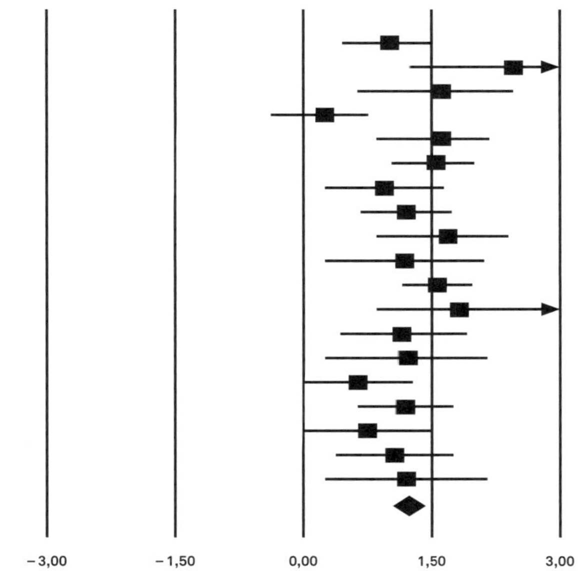

Abbildung 1: Prä-Post-Differenz bei der Behandlung mit Imaginativem Überschreiben (PTSD = Posttraumatische Belastungsstörung; SAD = Soziale Angststörung, Morina et al., 2017).

			Hedges's g	Standard error	Lower limit	Upper limit
Cooper et al., 2008	ImRs vs discussion of cognitions	Negative self-beliefs	0,204	0,395	−0,571	0,978
Jung & Steil, 2013	ImRs vs waitlist	Contamination feer	0,900	0,386	0,143	1,657
Lee & Kwon, 2013	ImRs vs supportive counseling	SAD	1,362	0,452	0,475	2,248
Nilsson et al., 2012	ImRs vs reading task	SAD	1,569	0,582	0,429	2,709
Reimer & Moscovitch, 2015	ImRs vs waitlist	SAD	0,856	0,406	0,061	1,651

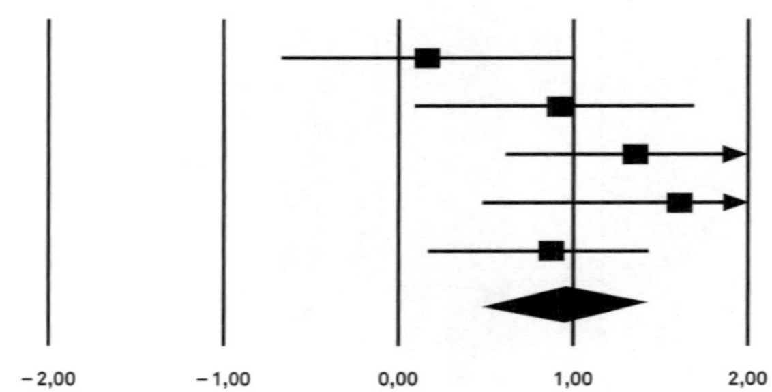

Abbildung 2: Gruppenunterschied nach der Behandlung mit Imaginativem Überschreiben im Vergleich zu einer Wartekontrollgruppe (SAD = Soziale Angststörung; Morina et al., 2017).

Fazit

Auch wenn Imaginatives Überschreiben zunehmend als vielversprechende Technik wahrgenommen und breit eingesetzt wird, ist der Stand der Forschung dazu noch weitaus schwächer, als dies wünschenswert wäre.

6 Fallbeispiel

Im Folgenden wird ein Fallbeispiel beschrieben, das die Schritte 1 bis 6 des Imaginativen Überschreibens illustriert (vgl. auch Kasten auf S. 24 in Kapitel 4.2 sowie die Karte „Kurzanleitung – Imaginatives Überschreiben" am Ende des Buches).

Isabell K. ist seit ca. 15 Sitzungen in therapeutischer Behandlung. Die 32-jährige Ärztin leidet unter einer Sozialen Phobie, die ihr am Arbeitsplatz zunehmend Probleme bereitet. Frau K. hat ihre neue Arbeitsstelle als Assistenzärztin an einem Allgemeinkrankenhaus vor wenigen Monaten angetreten. Besonders schwierig für Frau K. sind die morgendlichen Übergaben im Beisein der Pflegekräfte. Sie hat das Gefühl, dass diese auf sie herabschauen, ihre Kompetenzen geringschätzen und hinter ihrem Rücken schlecht über sie sprechen. Frau K. fühlt sich ungenügend und ausgeliefert. Sie leidet unter starken Ängsten („Ich werde etwas Dummes sagen", „Ich mache bestimmt etwas falsch", „Die haben mich auf dem Kieker"). Mittlerweile hat Frau K. massive Schlafstörungen entwickelt und bekommt vor der Arbeit häufig somatische Beschwerden wie Durchfall. Sie beginnt, erstes Vermeidungsverhalten zu zeigen, hat sich bereits zweimal krankgemeldet und vermeidet direkten Kontakt zu den Pflegekräften soweit wie möglich. Frau K. hat starke Ängste bezüglich ihrer beruflichen Zukunft, denn sie befürchtet, bei einer Verschlimmerung der Symptomatik nicht weiter als Ärztin arbeiten zu können. Frau K. ist in einer Familie mit starker Leistungsorientierung aufgewachsen. Beide Eltern sind erfolgreiche Ärzte und haben sich diesen Beruf auch für ihre einzige Tochter gewünscht.

Einführung der Übung

Th.: Sie haben mir ja berichtet, dass die morgendlichen Übergaben mit den Kollegen für Sie häufig sehr schwer auszuhalten sind. War das diese Woche wieder so?

Frau K.: Ja! Es wird immer schlimmer. Ich musste vorher wieder etliche Male aufs Klo und habe mich dann bei der Übergabe in die letzte Ecke verdrückt.

Th.: Ich glaube, dass es einen Zusammenhang zwischen Ihrer Lebensgeschichte und dieser intensiven Angst gibt, etwas falsch zu machen. Denken Sie, da könnte etwas dran sein?

Frau K.: Ich weiß nicht, wo das herkommt. Irgendwie war diese Angst schon da, seit ich denken kann, aber so schlimm wie jetzt war sie noch nie.

Th.: Für uns ist es sehr wichtig, besser zu verstehen, wo diese Gefühle ihren Ursprung haben. Dann können wir sie hoffentlich auch verändern. Dafür würde ich gerne mit Ihnen eine Übung machen, die Imaginatives Überschreiben heißt. Dabei geht es darum, in einer Imaginationsübung zu schauen, ob es in Ihrer Vergangenheit Situationen gab, die Ihre heutigen Ängste erklären können. Diese kann man dann in der Vorstellung so verändern, dass Sie sich besser fühlen. Wären Sie bereit, das einmal auszuprobieren?

Frau K.: O.K., ausprobieren können wir's ja mal.

Schritt 1: Entspannung

Th.: Ich möchte Sie jetzt bitten, eine entspannte Sitzposition einzunehmen. Verankern Sie bitte beide Beine fest auf dem Boden und legen Sie Ihre Arme auf den Beinen oder den Stuhllehnen ab. Wenn Sie das möchten, können Ihre Augen jetzt zufallen, sodass Sie sich ganz auf Ihren Körper konzentrieren können. Beobachten Sie nun für einige Atemzüge Ihren Atem. Mit jeder Einatmung hebt sich Ihre Brust, mit jeder Ausatmung sinkt sie wieder. Mit jedem Atemzug, den Sie nehmen, können Sie sich mehr entspannen.

Schritt 2: Exploration der aktuellen Situation

Th.: Ich möchte Sie jetzt bitten, in der Vorstellung zurückzugehen zu der Übergabesituation in der letzten Woche, die Sie mir gerade geschildert haben.

Frau K.: Mhm.

Th.: Kommt da ein Bild?

Frau K.: Ja.

Th.: Können Sie mir beschreiben, was Sie sehen?

Frau K.: Ich bin im Stationszimmer. Ich stehe ganz hinten. Die anderen sitzen teilweise am Tisch oder darum herum. Es wird geredet. Die Stimmung ist gereizt.

Th.: Was passiert gerade?

Frau K.: Petra, die Pflegerin, bei der ich mich immer so klein fühle, spricht. Sie beschwert sich bei der Ärztin, die Nachtdienst hatte, über irgendetwas. Alle sind angespannt.

Th.: Wie fühlen Sie sich?

Frau K.: Ich habe Angst, dass jemand mich anspricht, dass ich etwas falsch gemacht habe.

Th.: Sie haben Angst. Gibt es noch andere Gefühle?

Frau K.: Ich habe Angst und ich fühle mich angespannt. Total nervös. Irgendwie schäme ich mich auch, dass ich nicht souveräner bin.

Th.: Können Sie diese Gefühle jetzt gerade auch in Ihrem Körper spüren?

Frau K.: Ja, total! Mein ganzer Körper ist verkrampft, meine Hände sind feucht. Am schlimmsten ist mein Bauch ... der fühlt sich schon wieder so an, als ob ich gleich auf die Toilette müsste.

Th.: O.K. Dann möchte ich Sie jetzt bitten, sich ganz auf dieses Gefühl von Angst und Anspannung zu konzentrieren. Darauf, wie sich Ihr Körper jetzt gerade anfühlt. Geht das?

Frau K.: Mhm.

Schritt 3: Affektbrücke

Th.: Und jetzt möchte ich Sie bitten, diese Gefühle von Angst, Anspannung und Scham festzuhalten und zu spüren, wie sich Ihr Körper jetzt anfühlt. Lassen Sie jetzt das Bild von der Übergabe vor Ihrem inneren Auge verschwinden. Halten Sie das Gefühl fest und wandern Sie in der Vorstellung in Ihre Vergangenheit, als Sie noch ein Kind waren. Kommt da ein Bild von einer Situation, in der Sie sich auch nicht gut gefühlt haben?

Frau K.: *(kurze Pause)* Ja, viele Bilder ... von früher, von zu Hause.

Th.: Sehr gut. Wählen Sie eines dieser Bilder aus. Vielleicht das, das Ihnen zuerst in den Sinn kam. *(kurze Pause)* Haben Sie ein Bild?

Frau K.: Ja. Ein Bild von zu Hause mit meinen Eltern.

Schritt 4: Exploration der biografischen Erinnerung

Th.: Was sehen Sie?

Frau K.: Ich bin in unserem Haus. In meinem Zimmer.

Th.: Wie alt sind Sie in dem Bild?

Frau K.: Vielleicht 11?

Th.: Dann sage ich jetzt „du" zur kleinen Isabell, o.k.? Bist du alleine?

Frau K.: Ja, meine Eltern sind unten.

Th.: Was ist passiert?

Frau K.: Meine Eltern haben Besuch, Freunde von Ihnen sind da. Ich verstecke mich hier oben.

Th.: Vor was versteckst du dich?

Frau K.: Mein Vater will, dass ich etwas auf der Geige vorspiele. Ich hasse das.

Th.: Wie geht es dir?

Frau K.: Mir ist das so peinlich ... Dann starren mich alle an. Ich fühle mich dann immer so vorgeführt, wie ein Zirkuspferd.

Th.: Was brauchst du jetzt?

Frau K.: Ich will das nicht machen müssen.

Schritt 5: Überschreiben der Erinnerung

Einführung einer Helferfigur

Th.: Wer könnte dir jetzt helfen?

Frau K.: Ich weiß nicht ... Vielleicht meine Oma.

Th.: Ist das die Mama deines Papas?

Frau K.: Ja, bei ihr bin ich oft nach der Schule. Bei ihr muss man sich nicht immer so zusammenreißen. Da kann ich einfach ganz normal sein.

Th.: Das klingt nach einer tollen Oma! Kannst du dir vorstellen, dass sie zu dir ins Zimmer kommt und sich zu dir setzt? Aufs Bett vielleicht?

Frau K.: Ja.

Th.: Kann deine Oma mal den Arm um dich legen? Ist das o.k.?

Frau K.: Ja.

Th.: Wie geht es dir jetzt?

Frau K.: Schon ein bisschen besser ... Aber ich will trotzdem nicht Geige spielen, auch wenn Oma dabei ist.

Th.: Das kann ich gut verstehen. Kann deine Oma mal zu dir sagen: „Isabell, ich bin jetzt da, um dir zu helfen. Ich finde es nicht richtig, dass dein Papa dich immer so vorzeigen will. Ich kann gut verstehen, dass das peinlich für dich ist. Das hätte ich als Kind auch nicht gewollt."
Wie geht es dir damit?

Frau K.: Viel besser. Aber wenn ich daran denke, wie enttäuscht mein Papa von mir ist, bekomme ich so einen Stein im Bauch.

Th.: Kann deine Oma sagen: „Du hast nichts falsch gemacht! Du bist genau so richtig wie du bist. Dazu musst du nichts vorspielen. Ich war auch ein schüchternes Kind. Da darf man nicht einfach verlangen, dass man so tun soll, als sei man anders."

Frau K.: Das tut gut. Zu hören, dass ich nicht die einzige bin, die so schüchtern ist.

Th.: Gibt es noch etwas, was du jetzt brauchst?

Frau K.: Ja, ich will, dass mein Papa das versteht, damit er nicht so enttäuscht von mir ist.

Th.: Soll deine Oma mal mit deinem Papa reden?

Frau K.: Ach, ich weiß nicht, ob sie das schafft. Zu mir ist sie immer so lieb, aber bei Papa ist sie oft auch ganz leise.

Konfrontation der selbstwertbedrohenden Figur

Th.: Darf ich mit deinem Papa reden?

Frau K.: O. K., wir können's ja mal probieren. Aber mein Papa hat immer die besseren Argumente. Der bekommt immer, was er will.

Th.: Keine Sorge, ich habe auch sehr gute Argumente! Magst du einfach mit deiner Oma da auf dem Bett sitzen bleiben? Und ich hole mal deinen Papa nach oben? „Guten Tag, Herr K. Ich möchte mal mit Ihnen über Ihre Tochter Isabell sprechen. Können Sie sehen, dass es ihr gar nicht gut geht? Sie möchte nichts auf der Geige vorspielen. Sie fühlt sich von Ihnen dann vorgeführt, und das kann ich gut verstehen!"
Wie geht es dir damit?

Frau K.: Das ist gut, dass das mal jemand zu ihm sagt.

Th.: Was antwortet dein Papa?

Frau K.: Ach, der sagt sowas wie: „Es ist wichtig, dass sie jetzt schon lernt, selbstsicher aufzutreten. Ich war in ihrem Alter ganz anders. Man muss sich auch gut präsentieren können, wenn man etwas erreichen will. Außerdem kann sie doch so toll spielen. Ich verstehe gar nicht, warum sie sich so anstellt."

Th.: „Stopp, Herr K.! Was Sie da reden, ist einfach falsch! Ich bin Psychologin, ich kenne mich mit Kindern gut aus. Indem Sie ein Kind in Situationen bringen, die ihm peinlich sind, machen Sie es nicht selbstsicherer, sondern verunsichern es total! Ihre Tochter ist ein anderer Mensch als Sie. Schauen Sie doch mal, was für eine tolle Tochter Sie haben. Die muss sich überhaupt nicht verbiegen, um anders zu sein. Sie wird ihre eigenen Wege finden, um ihre Ziele zu erreichen."
Wie geht es dir damit?

Frau K.: Das stimmt, ich bin einfach nicht so wie er!

Th.: Genau. Du bist genau so richtig, wie du bist! Vielleicht eher ein bisschen wie deine Oma. Sagt dein Papa noch etwas?

Frau K.: Gerade nicht. Er sieht etwas zerknirscht aus.

Th.: „Herr K., es ist mir wichtig, dass Sie das verstanden haben. Es tut Isabell nicht gut, wenn Sie sie vorführen. Lassen Sie sie einfach in Ruhe ihren Weg finden, o.k.? Gehen Sie wieder nach unten zu Ihren Gästen. Ich kümmere mich heute Abend um Isabell."

Th.: Wie geht es dir?
Frau K.: Gut, ich bin erleichtert. Der Stein im Bauch ist weg.
Th.: Gibt es noch etwas, was du noch brauchst?
Frau K.: Nein, mir geht es gut.

Schritt 6: Positiver Abschluss

Th.: Wie sollen wir uns denn jetzt einen schönen Abend machen? Sollen wir etwas mit deiner Oma spielen? Oder nach draußen gehen?
Frau K.: Ach, ich will gerne noch ein bisschen mit Oma in meinem Zimmer bleiben.
Th.: Schön, was wollt ihr machen?
Frau K.: Ach, vielleicht einfach ein bisschen Karten spielen, das wäre schön. Kann meine Oma Kirschen aus ihrem Garten mitgebracht haben?
Th.: Klar! Wie schmecken die?
Frau K.: Total saftig und süß! Meine Oma hat die besten Kirschen.
Th.: Das klingt total schön. Genieße das Bild, wie du mit deiner Oma Karten spielst und Kirschen isst.
Frau K.: Ja.
Th.: Und wenn Sie dann soweit sind, können Sie ein paar tiefe Atemzüge nehmen und langsam zurückkommen in den Raum.

7 Weiterführende Literatur

Hackmann, A., Bennett-Levy, J. & Holmes, E. A. (2012). *Imaginationstechniken in der Kognitiven Therapie*. Weinheim: Beltz.

Kirn, T., Echelmeyer, L. & Engberding, M. (2009). *Imagination in der Verhaltenstherapie*. Heidelberg: Springer. https://doi.org/10.1007/978-3-662-44898-4

Reddemann, L. (2014). *Imagination als heilsame Kraft. Zur Behandlung von Traumafolgen mit ressourcenorientierten Verfahren*. Stuttgart: Klett-Cotta.

Schmucker, M. & Köster, R. (2014). *Praxishandbuch IRRT*. Stuttgart: Klett-Cotta.

Seebauer, L. & Jacob, G. (2016). *Imaginative Techniken in der Psychotherapie* (Beltz Video-Learning). Weinheim: Beltz.

8 Literatur

Arntz, A. (2011). Imagery rescripting for personality disorders. *Cognitive and Behavioral Practice, 18,* 466–481. https://doi.org/10.1016/j.cbpra.2011.04.006

Arntz, A. (2012). Imagery rescripting as a therapeutic technique. Review of clinical trials, basic studies, and research agenda. *Journal of Experimental Psychopathology, 3*(2), 189–208.

Arntz, A., Tiesema, M. & Kindt, M. (2007). Treatment of PTSD: A comparison of imaginal exposure with and without imagery rescripting. *Journal of Behavior Therapy and Experimental Psychiatry, 38,* 345–370. https://doi.org/10.1016/j.jbtep.2007.10.006

Arntz, A. & Weertman, A. (1999). Treatment of childhood memories. Theory and practice. *Behaviour Research and Therapy, 37,* 715–740. https://doi.org/10.1016/S0005-7967(98)00173-9

Badour, C. L. & Feldner, M. T. (2018). The role of disgust in posttraumatic stress: A critical review of the empirical literature. *Journal of Experimental Psychopathology, 9*(3). https://doi.org/10.5127/pr.032813

Boterhoven de Haan, K., Lee, C., Fassbinder, E., Van Es, S., Menninga, S., Meewisse, M. et al. (2020). Imagery rescripting and eye movement desensitisation and reprocessing as treatment for adults with post-traumatic stress disorder from childhood trauma: Randomised clinical trial. *The British Journal of Psychiatry,* 1–7. https://doi.org/10.1192/bjp.2020.158

Dibbets, P. & Arntz, A. (2016). Imagery rescripting: Is incorporation of the most aversive scenes necessary? *Memory, 24*(5), 683–695. https://doi.org/10.1080/09658211.2015.1043307

Dibbets, P., Poort, H. & Arntz, A. (2011). Adding imagery rescripting during extinction leads to less ABA renewal. *Journal of Behavior Therapy and Experimental Psychiatry, 43,* 614–624.

Dugué, R., Keller, S., Tuschen-Caffier, B. & Jacob, G. A. (2016). Exploring the mind's eye: Contents and characteristics of mental images in overweight individuals with binge eating. *Behaviour Psychiatry Research, 246,* 554–560. https://doi.org/10.1016/j.psychres.2016.10.028

Edwards, D. J. A. (2007). Restructuring implicational meaning through memory based imagery: Some historical notes. *Journal of Behavior Therapy and Experimental Psychiatry, 38,* 306–316. https://doi.org/10.1016/j.jbtep.2007.10.001

Ehlers, A. & Clark, D. (1999). A cognitive model of posttraumatic stress disorder. *Behaviour Research and Therapy, 38,* 319–345. https://doi.org/10.1016/S0005-7967(99)00123-0

Ehlers, A., Hackmann, A., Steil, R., Clohessy, S., Wenninger, K. & Winter, H. (2002). The nature of intrusive memories after trauma: The warning signal hypothesis. *Behaviour Research and Therapy, 40,* 995–1002. https://doi.org/10.1016/S0005-7967(01)00077-8

Ellenberger, H. F. (1970). *The discovery of the unconscious: The history and evolution of dynamic psychiatry.* New York: Basic Books.

Erskine, R. G. & Moursund, J. (1988). *Integrative psychotherapy in action.* Newbury Park, CA: Sage.

Ferenczi, S. (1929). The principle of relaxation and neocatharsis. In M. Balint (Ed.), *Final contributions to the problems and methods of psycho-analysis* (pp. 108–125). New York: Brunner/Mazel.

Foa, E. B., Chrestman, K. R. & Gilboa-Schechtman, E. (2016). *Verlängerte Konfrontationstherapie für Jugendliche mit einer Posttraumatischen Belastungsstörung.* Göttingen: Hogrefe.

Fredrickson, B.L. (2001). The role of positive emotions in positive psychology: The broaden-and-build theory of positive emotions. *American Psychologist, 56,* 218–226. https://doi.org/10.1037/0003-066X.56.3.218

Grawe, K. (2000). *Psychologische Therapie*. Göttingen: Hogrefe.

Hackmann, A., Bennett-Levy, J. & Holmes, E.A. (2012). *Imaginationstechniken in der Kognitiven Therapie*. Weinheim: Beltz.

Hackmann, A., Clark, D.M. & McManus, F. (2000). Recurrent images and early memories in social phobia. *Behaviour Research and Therapy, 38,* 601–610. https://doi.org/10.1016/S0005-7967(99)00161-8

Hagenaars, M.A. & Arntz, A. (2012). Reduced intrusion development after post-trauma imagery rescripting: An experimental study. *Journal of Behavior Therapy and Experimental Psychiatry, 43,* 808–814. https://doi.org/10.1016/j.jbtep.2011.09.005

Heidenreich, T. & Michalak, J. (Hrsg.). (2013). *Die „dritte Welle" der Verhaltenstherapie. Grundlagen und Praxis*. Weinheim: Beltz.

Holmes, E.A., Crane, C., Fennell, M.J.V. & Williams, J.M.G. (2007). Imagery about suicide in depression – ‚Flash-forwards'? *Journal of Behavior Therapy and Experimental Psychiatry, 38,* 423–434. https://doi.org/10.1016/j.jbtep.2007.10.004

Horowitz, M.J. (2007). Understanding and ameliorating revenge fantasies in psychotherapy. *American Journal of Psychiatry, 164*(1), 24–27. https://doi.org/10.1176/ajp.2007.164.1.24

Kast, V. (2012). *Imagination. Zugänge zu inneren Ressourcen finden*. Ostfildern: Patmos.

Krakow, B., Kellner, R., Pathak, D. & Lambert, L. (1995). Imagery rehearsal treatment for chronic nightmares. *Behaviour Research and Therapy, 33,* 837–843. https://doi.org/10.1016/0005-7967(95)00009-M

Kunze, A.E., Arntz, A., Morina, N., Kindt, M. & Lancee, J. (2017). Efficacy of imagery rescripting and imaginal exposure for nightmares: A randomized wait-list controlled trial. *Behavior Research and Therapy, 97,* 14–25. https://doi.org/10.1016/j.brat.2017.06.005

Leuner, H. (Hrsg.). (2005). *Katathym-imaginative Psychotherapie (KiP)* (6. Aufl., fortgeführt von E. Wilke). Stuttgart: Thieme.

Morina, N., Lancee, J. & Arntz, A. (2017). Imagery rescripting as a clinical intervention for aversive memories: A meta-analysis. *Journal of Behavior Therapy and Experimental Psychiatry, 55,* 6–15. https://doi.org/10.1016/j.jbtep.2016.11.003

Morrison, A.P. (2004). The use of imagery in cognitive therapy for psychosis: A case example. *Memory, 12,* 517–524. https://doi.org/10.1080/09658210444000142

Nichols, M.P. & Zax, M. (1977). *Catharsis in psychotherapy*. New York: Gardner Press.

Reddemann, L. (2014). *Imagination als heilsame Kraft. Zur Behandlung von Traumafolgen mit ressourcenorientierten Verfahren*. Stuttgart: Klett-Cotta.

Schmucker, M. & Köster, R. (2014). *Praxishandbuch IRRT. Imagery Rescripting & Reprocessing Therapy bei Traumafolgestörungen, Angst, Depression und Trauer*. Stuttgart: Klett-Cotta.

Speckens, A., Hackmann, A., Ehlers, A. & Cuthbert, B. (2007). Intrusive images and memories of earlier adverse events in patients with obsessive compulsive disorder. *Journal of Behavior Therapy and Experimental Psychiatry, 38,* 411–422. https://doi.org/10.1016/j.jbtep.2007.09.004

Steil, R., Benner, A., Müller-Engelmann, M. & Hadouch, K. (2015). Cognitive Restructuring and Imagery Modification (CRIM). Eine Kurzintervention zur Behandlung der Posttraumatischen Belastungsstörung bei Erwachsenen nach sexualisierter Gewalt in Kindheit und Jugend mit dem Gefühl des Beschmutzt-Seins. *Psychotherapeut, 60*(4), 310–314. https://doi.org/10.1007/s00278-015-0041-8

Watkins, J. G. (1971). The affect bridge: A hypnoanalystic technique. *International Journal of Clinical and Experimental Hypnosis, 19*(1), 21–27. https://doi.org/10.1080/00207147108407148

Weertman, A. & Arntz, A. (2007). Effectiveness of treatment of childhood memories in cognitive therapy for personality disorders: A controlled study contrasting methods focusing on the present and methods focusing on childhood memories. *Behaviour Research and Therapy, 45,* 2133–2143. https://doi.org/10.1016/j.brat.2007.02.013

Wolpe, J. (1958). *Psychotherapy by reciprocal inhibition.* Stanford, CA: Stanford University Press.

Young, J. E., Klosko, J. S. & Weishaar, M. E. (2003). *Schema therapy: A practitioner's guide.* New York: Guilford Publications. (Auf Deutsch erschienen 2005 als Young, J. E., Klosko, J. S. & Weishaar, M. E., Schematherapie. Ein praxisorientiertes Handbuch. Paderborn: Junfermann.)

9 Kompetenzziele und Lernkontrollfragen

Kompetenzziele

Folgendes Wissen und folgende Kompetenzen sollen durch die Lektüre dieses Buches erworben werden:

1. Dieses Buch hat zum Ziel, Ihnen theoretische Kenntnisse über Hintergründe und Anwendungsbereich der Methode des Imaginativen Überschreibens zu vermitteln.
2. Ein weiteres Ziel ist das Erlangen eines Überblicks über den aktuellen Stand der Wirksamkeitsforschung zum Imaginativen Überschreiben.
3. Sie sollen Kenntnisse zu notwendigen Voraussetzungen und Indikationsbereichen der Technik des Imaginativen Überschreibens erlangen.
4. Die Lektüre dieses Buches soll Sie in die Lage versetzen, eine Therapiesitzung mit Imaginativem Überschreiben eigenständig zu planen und durchzuführen.
5. Das Buch hat zum Ziel, Ihnen unterschiedliche Verläufe beim Imaginativen Überschreiben und den Umgang mit diesen Verläufen zu illustrieren.
6. Wir möchten Ihnen zeigen, wie Sie ganz unterschiedliche problematische Emotionen mit Imaginativem Überschreiben behandeln können.
7. Sie sollen durch die Lektüre die Fähigkeit erwerben, spontan auf imaginierte Szenarien des Patienten einzugehen und diese in eine hilfreiche Richtung zu lenken.
8. Das Erlernen von kommunikativen Kompetenzen zur Gestaltung einer Übung mit Imaginativem Überschreiben ist weiteres Ziel dieses Buches.

Lernkontrollfragen

1. Nennen Sie einige typische Therapiesituationen, in denen Sie die Technik des Imaginativen Überschreibens für sinnvoll halten.
2. Beschreiben Sie eine Affektbrücke und benennen Sie das Ziel einer Affektbrücke.
3. Nennen Sie die sechs Schritte beim Imaginativen Überschreiben.
4. Wie überzeugen Sie einen Patienten von der Arbeit mit Imaginativem Überschreiben, der folgenden Vorbehalt formuliert: „Schön und gut, diese Vorstellung, aber das war ja nun mal leider nicht so ...“?
5. Welches Bedürfnis ist mutmaßlich in den folgenden Situationen verletzt, und welche Helferfiguren erscheinen Ihnen hilfreich?
   - Erleben von Missbrauch/Misshandlung als Kind.

- Überforderte Mutter, die das Kind nicht versorgt.
- Mobbingsituation in der Schule.
- Narzisstische Eltern, die das Kind entwerten.
- Parentifiziertes Kind, das bei der Pflege eines kranken Geschwisterkindes mithelfen muss.

6. Welche Situationen außer belastenden und traumatischen Erinnerungen können noch überschrieben werden?
7. Welches Vorgehen schlagen Sie vor, wenn der Patient während der Übung stark vermeidet oder rationalisiert?

Antworten zu den Lernkontrollfragen

Zu 1: (1) Belastende oder traumatische Ereignisse in der Biografie, unter denen der Patient leidet. (2) Der Patient beschreibt, dass er wider besseres Wissen unangemessene negative selbstbezogene Gefühle erlebt, die möglicherweise einen biografischen Bezug haben. (3) Der Patient leidet unter anderen negativen Gefühlen als Angst und Traurigkeit, z. B. Ekel, Scham oder Einsamkeit.

Zu 2: Bei einer Affektbrücke wird, ausgehend von einem aktuellen Gefühl in der Therapie, eine emotionale „Brücke" in die Vergangenheit geschlagen. Die ursprüngliche Situation wird so mit einer assoziierten Situation in der Vergangenheit in Verbindung gebracht. Ziel dieser Technik ist es, die aktuellen Emotionen und mentalen Bilder in einen plausiblen biografischen Zusammenhang zu bringen und so besser zu verstehen. Ausgangspunkt für eine Affektbrücke können Gefühle, mentale Bilder, Gedanken, Körpergefühle oder andere Sinnesempfindungen sein.

Zu 3: (1) Entspannung. (2) Exploration belastender Gefühle in Bezug auf die aktuell problematische Situation. (3) Affektbrücke zu vergangener Situation. (4) Exploration der assoziierten, biografischen Erinnerung. (5) Überschreiben der Erinnerung (Einführung einer Helferfigur/Konfrontation von strafenden Anteilen des Patienten). (6) Positiver Abschluss der Übung.

Zu 4: Mögliche Antworten: (1) „Sie haben Recht, das war nicht so, und das können wir auch leider nicht mehr ändern. Ich bin aber der Überzeugung, dass es für Sie von großer Bedeutung ist, die Erfahrung zu machen, wie es sich anfühlt, wenn Ihre Bedürfnisse in dieser Erinnerung ernst genommen und erfüllt werden. Das ist die Voraussetzung dafür, dass Sie heute dafür sorgen können, dass Ihre Bedürfnisse angemessen erfüllt werden." (2) „Kennen Sie das, dass Sie etwas vom Kopf her verstanden haben, dass es sich aber immer noch anders anfühlt? Das geht vielen Menschen so, weil eine rationale Einsicht manchmal nicht ausreicht, um tief verankerte Gefühle zu verändern. Imaginationsübungen sind ein Weg, um direkt an den Gefühlen und

Körperempfindungen zu arbeiten, die Sie so belasten, und diese zu verändern.“

Zu 5: (1) Erleben von Missbrauch/Misshandlung als Kind. Bedürfnisse: Verletzte Bedürfnisse nach Sicherheit und körperliche und seelische Unversehrtheit. Mögliche Helferfiguren: Polizei, Superman, Richter, Therapeut. (2) Überforderte Mutter, die das Kind nicht versorgt. Bedürfnisse: Verletzte Bedürfnisse nach Zuwendung, Aufmerksamkeit und möglicherweise nach körperlicher Versorgung. Mögliche Helferfiguren: Familienhelferin, Erziehungskurs, liebevolle Oma/Tante/Tagesmutter, erwachsener Patient. (3) Mobbingsituation in der Schule. Bedürfnisse: Verletzte Bedürfnisse nach Selbstwerterhalt und körperliche und seelische Unversehrtheit. Mögliche Helferfiguren: „Coole“ ältere Schülerin, Lehrer, Patientin als 18- bis 21-Jährige, „Star“. (4) Narzisstische Eltern, die das Kind entwerten. Bedürfnisse: Verletzte Bedürfnisse sind Anerkennung und Selbstwerterhalt. Mögliche Helferfiguren: Moralische Autoritäten, wie z. B. Professorin, Richter, berühmter Pädagoge, um die Eltern zu begrenzen. Liebevolle Bezugsperson, um Kind zu versorgen, wie z. B. Therapeutin, erwachsene Patientin. (5) Parentifiziertes Kind, das bei der Pflege eines kranken Geschwisterkindes mithelfen muss. Bedürfnisse: Verletzte Bedürfnisse nach Aufmerksamkeit und Zuwendung. Mögliche Helferfiguren: Krankenpfleger, Familienhelfer, um die Familie zu entlasten. Liebevolle Bezugsperson, die sich dem Kind zuwendet, wie z. B. Eltern, erwachsene Patientin, Therapeut.

Zu 6: Träume, zukünftige Situationen, aktuelle Situationen, selbstbezogene Gefühle.

Zu 7: Zunächst versuchen, den Patienten immer wieder freundlich in das emotionale Erleben zurückzulenken (z. B. „Und wie geht es dem kleinem XY in dem Bild?“). Bei hartnäckiger Vermeidung die Übung unterbrechen und den Patienten mit den Vermeidungsstrategien konfrontieren. Gemeinsam mögliche Gründe für die Vermeidung erarbeiten. Eventuell Sicherheitsstrategien einführen, die es dem Patienten erleichtern, sich auf die Übung einzulassen (z. B. Signal bei Überforderung vereinbaren, Zeit für die Übung begrenzen).

Kurzanleitung – Imaginatives Überschreiben

1. Entspannung

Beispielinstruktion: „Ich möchte Sie bitten, sich entspannt hinzusetzen und sich für einige Atemzüge lang nur auf Ihren Atem zu konzentrieren."

2. Exploration belastender Gefühle in Bezug auf eine aktuell problematische Situation

Beispielinstruktion: „Ich möchte Sie jetzt bitten, Ihre Augen zu schließen. Wie haben Sie sich in dieser Situation gefühlt? Gab es noch andere Gefühle?"

3. Affektbrücke zu einer vergangenen Situation

Beispielinstruktion: „Bitte lassen Sie die aktuelle Situation vor Ihrem inneren Auge verschwinden und halten Sie nur das Gefühl fest, das Sie mir gerade beschrieben haben. Lassen Sie Ihre Gedanken in die Vergangenheit schweifen. Kommt da ein Bild auf?"

4. Exploration der assoziierten, biografischen Erinnerung

Beispielinstruktion:

- „Wie alt sind Sie in dem Bild? Dann sage ich jetzt „du" zur kleinen X."
- „Wo bist du und was passiert gerade? Wie fühlst du dich? Was brauchst du jetzt?"

5. Überschreiben der Erinnerung

a) Einführung einer Helferfigur

Beispielinstruktion:

- „Wer könnte dir jetzt helfen? Kannst du dir vorstellen, wie ich/erwachsene Patientin die Szene betritt?"
- „Was soll ... [Helferfigur] jetzt tun?"

b) Konfrontation von strafenden Anteilen des Patienten

Beispielinstruktion: „Kann ... [Helferfigur] mal zu ... [Täter] sagen: ‚Sie dürfen Ihr Kind nicht so behandeln!'?"

6. Positiver Abschluss der Übung

Beispielinstruktion: „Was möchtest du jetzt gerne mit ... [Helferfigur] machen?

Typische Erinnerungen beim Imaginativen Überschreiben

Erinnerung: Sexueller Missbrauch oder körperliche Misshandlung des Kindes in der Erinnerung.

Beispielszenario zum Überschreiben:

- Entmachtung des Täters durch starke Helferfigur (z. B. Polizei).
- Trost und Fürsorge für das Kind.

Erinnerung: Parentifiziertes Kind, das für schwache oder kranke Eltern sorgen muss.

Beispielszenario zum Überschreiben:

- Versorgung des Elternteils zur Entlastung des Kindes (z. B. Krankenpfleger).
- Edukation des Kindes zu kindlichen Rechten und Pflichten, um Schuldgefühle zu reduzieren.
- Freude und Spaß für das Kind.

Erinnerung: Kind, das in der Schule oder im Verein unter Mobbing durch Gleichaltrige leidet.

Beispielszenario zum Überschreiben:

- Entmachtung der Peers (z. B. durch Zurechtweisen oder indem der Täter lächerlich gemacht wird).
- Wiederherstellen von Selbstwert und Zugehörigkeitsgefühl (z. B. Schulwechsel).

Erinnerung: Einsames Kind oder vernachlässigtes Kind.

Beispielszenario zum Überschreiben:

- Erfüllen von Grundbedürfnissen nach Zuwendung, Aufmerksamkeit, Trost durch Helferfigur (z. B. Therapeut).

Gruppenübung – Imaginatives Überschreiben

„Ich möchte Sie bitten, sich jetzt entspannt hinzusetzen, mit beiden Beinen auf dem Boden. Die Arme locker abgelegt. Bitte schließen Sie jetzt die Augen, wenn Ihnen das möglich ist, und atmen Sie einige Male ruhig ein und aus.

Bitte lassen Sie Ihre Gedanken jetzt zu den letzten Wochen schweifen. Zu einer Situation, die für Sie schwierig war, in der Sie intensive negative Gefühle erlebt haben. Das kann z. B. ein Streit mit dem Partner gewesen sein oder ein Konflikt mit dem Vorgesetzten oder eine Situation, in der Sie sich ausgeschlossen gefühlt haben. *(Pause)* Haben Sie ein Bild? Gut, dann versetzen Sie sich in diese Situation hinein, als würden Sie sie noch einmal erleben. *(Pause)* Wo befinden Sie sich? *(Pause)* Sind noch andere Personen da? *(Pause)* Was ist gerade vorgefallen? *(Pause)* Wie fühlen Sie sich? *(Pause)* Wie fühlt sich Ihr Körper jetzt an? Können Sie das auch irgendwo in Ihrem Körper spüren? *(Pause)*

Ich möchte Sie jetzt bitten, diese belastende Situation aus den letzten Wochen vor Ihrem inneren Auge ziehen zu lassen und nur die Gefühle und das Körpergefühl, welches Sie jetzt erleben, festzuhalten. Wandern Sie in der Vorstellung in die Vergangenheit, in Ihre Kindheit. Kommt da ein Bild von einer Situation, die zu diesen Gefühlen passt? *(Pause)* In der Sie sich vielleicht schon einmal so gefühlt haben? *(Pause)*

Ich werde jetzt „du" sagen. Welches Bild hast du vor Augen? *(Pause)* Wo befindest du dich? *(Pause)* Sind noch andere Menschen da? *(Pause)* Wie fühlst du dich und warum fühlst du dich so? *(Pause)* Was brauchst du jetzt? *(Pause)* Du kannst jetzt die Situation in der Vorstellung so verändern, wie du es brauchst. Soll jemand kommen und dich unterstützen? *(Pause)* Was soll diese Person sagen oder tun, damit du dich besser fühlst? *(Pause)* Möchtest du den Ort, an dem du dich gerade befindest, verlassen? Wo möchtest du jetzt gerne sein? Wer soll bei dir sein? *(Pause)* Wie geht es dir jetzt? Gibt es noch etwas, das du noch brauchst? Dann stelle dir vor, wie auch das geschieht, so lange, bis du dich gut und sicher fühlst. *(Pause)*

Genieße diese guten Gefühle für einige Augenblicke. *(Pause)* Gibt es etwas, das du mit diesem Gefühl verbindest? Das kann z. B. eine Geste, ein Lied oder etwas ganz anderes sein. Wenn du bereit bist, dann löse dich von dem schönen Bild und kehre langsam zurück in diesen Raum." (Dauer: ca. 15 Minuten).